刀筆之力　同發於腕

醫文之功　皆成於心

書贈先生教授以共勉

二〇一九年一月十六日

景和　曰笑

协和名医
说宫颈健康

谭先杰◎著

中国妇女出版社

图书在版编目（CIP）数据

协和名医说宫颈健康 ／ 谭先杰著. －－ 北京 ：中国
妇女出版社，2022.7
　　ISBN 978－7－5127－2136－4

　　Ⅰ.①协…　Ⅱ.①谭…　Ⅲ.①子宫颈疾病－癌－防治
Ⅳ.①R737.33

中国版本图书馆CIP数据核字（2022）第097757号

责任编辑：王海峰
封面设计：尚视世觉
责任印制：李志国

出版发行：中国妇女出版社
地　　址：北京市东城区史家胡同甲24号　　邮政编码：100010
电　　话：（010）65133160（发行部）　　　65133161（邮购）
邮　　箱：zgfncbs@womenbooks.cn
法律顾问：北京市道可特律师事务所
经　　销：各地新华书店
印　　刷：北京通州皇家印刷厂

开　　本：150mm×215mm　1/16
印　　张：15
字　　数：140千字
版　　次：2022年7月第1版　　2022年7月第1次印刷
定　　价：59.80元

如有印装错误，请与发行部联系

再版说明

本书是我于2019年出版的《10天，让你避开宫颈癌》一书的升级版。

《10天，让你避开宫颈癌》的创作灵感来自意大利作家乔万尼·薄伽丘的小说《十日谈》。为了设定符合叙事逻辑的科普场景，在引子中我虚构了一段情节离奇的故事，让四个大学生和一个老师通过微信群聊的方式讨论宫颈癌的防治知识。全书以微信对话的方式将宫颈癌的防治知识全方位地做了梳理，主要内容包括宫颈癌的科学认识、宫颈癌预防的三道防线、宫颈癌的科学治疗、宫颈癌疫苗的接种注意事项等。

《10天，让你避开宫颈癌》可以说是我的女性健康科普著作《子宫情事》（上下卷）相关内容的扩展，也可以说是对我在全国各地做女性健康知识科普巡讲时被问到的关于宫颈癌防治问题的解答。

本书独树一帜的科普形式和科学实用的科普内容得到了很多专家和广大读者的认可。三年多来，《10天，让你避开宫颈癌》一书荣获了"2019年新时代健康科普作品征集大赛"科普图书类优秀奖、"第六届中国科普作家协会优秀科普作品奖"科普图书类金奖、科技部"2019年全国优秀科普作品"等奖项，还曾入选国家新闻出版署《2020年农家书屋重点出版物推荐目录》。与此同时，本书也得到了全国各地读者的喜爱，各大电商的销售平台留下了读者对于本书的点赞和正面评论数千条。

此次再版，我根据出版社的意见，将书名改为《协和名医说宫颈健康》，具体出于以下几种考虑：

第一，"10天，让你避开宫颈癌"一名重点本来在于"避开"，但读者的注意力很容易落在"宫颈癌"三字上。众所周知，我们对于"癌"总是避之如蛇蝎，甚至对于与其相关联的事物也是如此，比如图书。我们仿佛有这样一种心理：我不看这样的书，就不会得这样的病。另外，把图书当作礼物送人时，我们更会考虑这一点。

第二，随着网络的迅速发展，图书的营销和销售也越来越依靠强大的电商和新媒体渠道。"10天，让你避开宫颈癌"这一书名里的"宫颈癌"三字，尤其是"癌"字，由于种种原因常常被屏蔽从而影响终端展示。由此，我根据出版社的建议将书名改为《协和名医说宫颈健康》，以增加此书被读者检索到的可能性。

第三，本书改版之际，出版社建议在"谈宫颈健康"前面冠以中国妇女出版社出版北京协和医院医生创作的科普作品时惯常使用的"协和名医"四字。我在北京协和医院已工作了30余年，从时间角度看也算得上"协和名医"了。于是，从善如流。

一如既往地希望读者提出宝贵意见。

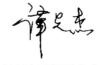

2022年6月于北京

人物介绍

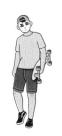

大勇：男，体育特招生，完全不懂相关生理知识，总是打岔。

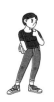

小艾：女，某医学院学生，能解答一些简单的问题，常提出比较专业的问题。

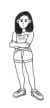

文静：女，某大学历史系学生，话比较少，但有时也会刨根问底。

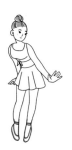

菲菲：女，某艺术学院学生，活泼好问，非常担心自己会得宫颈癌。

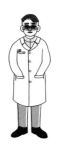

阿谭医生：某知名三甲医院妇科肿瘤医生，教授，博士研究生导师。女性健康科普畅销图书《子宫情事》的作者。曾在法国巴黎大学做博士后，也曾在美国斯坦福大学医学院进修。好为人师，亦庄亦谐，非常善于用通俗的语言科普深奥的医学知识，人称"段子手医生"。本书末尾附有他的三篇爆款网文——《一台手术背后的故事》《一个医生吞下尖硬枣核之后……》和《飞机上，有人捂住了女子的嘴》，可提前翻至本书182页阅读相关内容。

引子 ‖ preface

一

　　窗外，景色很好，天气也不错。阿谭医生正在埋头写稿子，但他今天只写了一会儿便写不下去了。他把电脑丢在一边，准备离开旅馆去山里透透气。

　　过去几年，他不仅是某三甲医院的妇科肿瘤医生，也是一个科普"网红"。他带着自己写的一套科普图书，到各地宣讲女性健康知识，几乎走遍了整个中国。

　　然而，有一个地方，他一直没有去过，那就是西藏。

　　这个暑假，趁太太和儿子跟团外出旅行之际，他请了年假，准备沿川藏线来一次自驾游。他的计划是，从成都自驾去拉萨，然后在那里讲一堂科普课。这样，他的全国"巡讲"就算圆满完成了。

　　当然，他安排这次自驾游还有另外一个原因。年初，他爽快地答应某出版社写一部关于宫颈癌防治的书稿，但他动笔之后发现这件事并没有想象中那么简单。

于是，他想借这趟川藏之行寻找点儿灵感。

二

离开成都前，阿谭医生去四川大学见了一个老同学，不仅为叙旧，更希望老同学能给他的这次出行提供通信保障。他这个同学很牛，正在申请中国科学院院士——她成功开发了一个无线终端设备，这个终端设备在任何极端情况下都可以和外界进行通信。

之后，他租了一辆车，从成都市人民南路的华西坝出发，一路向西进发。

过了二郎山后，他住进了这家小旅馆，准备在这里待几天。

电脑里的文字材料很多，但他似乎没有办法将它们很好地串起来。

他准备开车出去转转，反正天色还早。

三

阿谭医生没走多远，就被几个站在路中间的人拦住了。对方一行四人，三女一男。他们旁边停着一辆车。他们说他们都是大学生，计划自驾去拉萨，边走边玩儿。他们把车停在这里，在周围玩了一天，回来后发现车发动不了了。他们拦了好几辆车，并没有车停下来。他们叫了救援，但最快的救援也得明天中午才能赶到。

听完他们的遭遇，阿谭医生从后备厢取出一根电缆线，将一头搭在自己车的电瓶上，另一头搭在抛锚车的电瓶上。没过多久，那辆车就发动了。

Ⅲ

那几个大学生连声说"谢谢"。突然，其中一个女生问阿谭医生是不是那个吃下枣核后自己又从大便中把枣核找出来的医生（详情请参阅本书附录二）。另外，还有一个女生问阿谭医生是不是前段时间在飞机上捂住了一个女人的嘴（详情请参阅本书附录三）。

阿谭医生没想到，在这么偏远的地方，还能遇到"铁杆粉丝"，心里一阵高兴。

谁料，那几个女生却说，真正"粉"阿谭医生的是她们的妈妈，她们的妈妈经常给她们转阿谭医生公众号上的文章。他听后虽有点儿失落，但很快释然。

说话间，天已经黑了，阿谭医生建议这几个大学生到他住的旅馆投宿。其实，周围也只有这一家旅馆。这是川西大山中罕见的一块平地，四面都是大山。阿谭医生来自川东山区，他知道这家旅馆的位置相对还是比较安全的。

五

到旅馆安顿好后，那几个大学生开始泡方便面。阿谭医生从后备厢拿出两罐朋友送的原浆啤酒，和他们一起就着旅店老板准备的一盆煮花生，在小院里聊了起来。

这时，阿谭医生才真正认识了他们。开车的男孩叫大勇，是一名体育健将，喜欢听人讲故事。白白净净的女孩叫文静，人如其名，不太爱说话。稍微胖一点儿的女孩叫小艾，是某医学院的学生。还有一个女孩叫菲菲，走路就像跳舞，非常可爱。

这里的夜晚很美，满天繁星，银河就在他们头顶，清清楚楚。他们聊得很嗨，但很多时候大家都是自己低头玩手机，偶尔相视一笑。

微信是这个时代的人特有的沟通方式。即使大家面对面，有时也是用微信聊天。

这里地处川西偏远山区，但是手机网络信号却一点儿不差。

六

俗话说："山区的天，娃娃的脸。"他们正喝着酒、聊着天，忽然狂风大作、电闪雷鸣。随即，下起了雨。

老板说："这里都一个多月没有下雨了，这有些反常。"

雨越下越大，他们都有些害怕。整整一宿，雨都没有停。

第二天黎明时分，巨大的轰鸣声把大家惊醒了。

大地在震动，好像是地震了！阿谭医生惊慌地跑到院子里。

还好，几分钟之后一切归于平静。雨也逐渐停了。

七

天一亮，他们就离开了旅馆。两辆车一前一后，向西开去。

前一天的抛锚和黎明前的轰鸣声，让他们都感觉还是结伴而行更好。

然而，没开出几公里，他们就被眼前的场面吓呆了。

几十米外，有半面山像是被削了下来，将前往西藏方向的路堵住了。

看来拉萨一时半会儿是去不成了，那就回成都吧！他们只好掉转车头，往成都方向开。

很快，他们遇到了同样的问题——回成都的路也被滑下的山体堵住了。山顶的信号发射塔晃晃悠悠地悬在滑落的山体上。

他们知道，自己被困住了！

更糟糕的是，手机没有信号了！

八

那几个大学生急得像热锅上的蚂蚁，但无论他们怎样折腾，手机仍然没有信号。

无奈之下，他们只得垂头丧气地回到了旅馆。

在旅馆，阿谭医生从行李箱取出老同学给他的无线终端设备。那家伙看起来有些笨重，他按照老同学给的说明书鼓捣了几下，居然真的搜到了通信信号。

用手机上网后他才知道，昨晚的大雨导致川藏线多处塌方，这段路估计半个月后才能通车。当地政府反复告诫被困住的人耐心等待，千万不要试图徒步离开，否则非常危险！

九

接下来的十几天，能干什么呢？阿谭医生倒是感觉没什么，可以继续写他的书。

可是那几个大学生，他们能干什么呢？阿谭医生想，他当然愿意把通信网络分享给他们，让他们打发时间。

毕竟，对现在的年轻人来说，没有网络几乎无法生活。

✛

阿谭医生准备去和学生们说分享通信网络的事时，突然有了一个小心思：他想和他们做一笔"交易"！这和他的一次经历有关。

有一次，他在北京的国贸大厦口干舌燥地为某单位的女性员工科普了两小时女性健康知识，现场效果很不错。他讲完课路过一个办公室的时候，陪着他的该单位的一位领导随口问路过的一个年轻女孩为什么不去听课。小姑娘傲气地回答："我身体很好，没有病，我不用听课！"

阿谭医生哑然失笑，他知道，医学知识比较枯燥，远远不如娱乐八卦夺人眼球。

✛一

由此，阿谭医生想，不如在这十几天给这几个大学生讲讲宫颈癌防治知识。他们这个年龄的人，其实最需要学习一些相关知识。但是，他们未必愿意听。于是，他决定有条件地向他们分享通信网络。条件并不苛刻：每天上午、下午各听他讲一节防治宫颈癌的课。

阿谭医生想，他的新书说不定可以以这种形式出版。

十二

之后，阿谭医生把那几个学生召集到院子里，郑重宣布他有无线通信终端设备，并把自己在心里早已拟定好的"君子协议"向他们说明。

如他想象的一样，他的提议一致通过。

不仅如此，大学生们要求阿谭医生立即开始，并且马上建了一个微信群。

于是，阿谭老师的培训课就这样开始了。

这本书就是阿谭医生基于他们的微信群聊天记录整理而成的。

（引子纯属虚构，仅为引出科普场景）

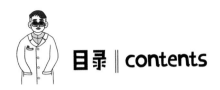

目录 ‖ contents

第一天　宫颈癌离你有多远

　　上午　宫颈癌，离我们有多远 / 002

　　　附：子宫颈自述——我地盘上的那些事儿 / 008

　　下午　宫颈癌到底长在哪里 / 010

　　　附：宫颈糜烂的"自我辩护" / 016

第二天　宫颈癌是可防可治的

　　上午　宫颈癌，可以治愈吗 / 020

　　下午　宫颈癌，可以预防吗 / 025

　　　附：人乳头瘤病毒的"真情告白" / 034

第三天　宫颈癌的三级防控

上午　诺贝尔奖背后的故事 / 038

下午　宫颈癌，三道防线拦着你 / 050

第四天　宫颈癌的二、三级防控

上午　第三道防线，阻击宫颈癌的最后一关 / 058

附：Ⅰ期宫颈癌的治疗 / 066

下午　第二道防线之宫颈液基细胞学检查 / 070

第五天　宫颈癌筛查如何进行

上午　第二道防线：人乳头瘤病毒检测 / 078

下午　什么时候开始做宫颈癌筛查 / 091

附：不同人群宫颈癌筛查建议 / 096

第六天　感染了HPV就一定会得宫颈癌吗

上午　感染了HPV就一定会得宫颈癌吗 / 098

下午　宫颈癌前病变如何处理 / 103

附：宫颈上皮内瘤变1级（CIN1）的处理 / 111

第七天　宫颈锥切是怎么回事

上午　宫颈锥切的前世与今生 / 116

下午　再说宫颈锥切 / 122

附：宫颈锥切手术后需要注意哪些问题 / 127

第八天　宫颈癌的一级防控

上午　三说宫颈锥切 / 130

下午　宫颈癌的第一道防线之生活方式调整 / 139

第九天　人乳头瘤病毒疫苗是如何诞生的

上午　人乳头瘤病毒疫苗的诞生 / 148

下午　一问人乳头瘤病毒疫苗 / 155

第十天　人乳头瘤病毒疫苗一网打尽

上午　再问人乳头瘤病毒疫苗 / 168

下午　三问人乳头瘤病毒疫苗 / 175

附录一：一台手术背后的故事 / 182

附录二：一个医生吞下尖硬枣核之后…… / 194

附录三：飞机上，有人捂住了女子的嘴 / 208

原版后记 / 215

宫颈癌离你有多远

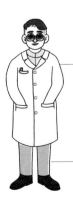

　　宫颈癌是发生在女性子宫颈上的癌症。它是发展中国家发病率位列第一的妇科恶性肿瘤，被称为威胁女性健康甚至生命的"冷血杀手"！

上午 宫颈癌，离我们有多远

菲菲

阿谭医生，您说要给我们讲宫颈癌，它到底是种什么病啊？

阿谭医生

宫颈癌是发生在女性子宫颈上的癌症。它是发展中国家发病率位列第一的妇科恶性肿瘤，被称为威胁女性健康甚至生命的"冷血杀手"！

大勇

"冷血杀手"？太夸张了吧！

阿谭医生

宫颈癌的传播途径和地球人闻之色变的艾滋病的传播途径有些类似。宫颈癌的主要传播途径也是性行为。如果说艾滋病是"性爱"滋生的病，那么宫颈癌可以说是"性爱"滋生的癌。试想一下，我们想到男欢女爱、热情似火的场面时，突然又想到了宫颈癌，是不是有种大煞风景、被泼冷水的感觉？

大勇

嗯，这个"杀手"还真是有点儿冷！

阿谭医生

还有更冷的！早期宫颈癌患者多数是没有症状的。有些患者即使有些症状，也容易忽视。宫颈癌不像感冒、肠炎、肺炎等疾病那样会让你咳嗽、流鼻涕、拉肚子、喘不过气来等，它很多时候是在不知不觉中逼近你的。

菲菲

好可怕！

小艾

老师，那它的发病率高吗？

它在所有女性肿瘤中发病率排名第2，仅次于乳腺癌。它的发病情况真的不容乐观。根据2012年世界卫生组织的报告，全球每年有52.5万新发病例和27.5万死亡病例，中国每年的新发病例和死亡病例约占全世界的1/5。

阿谭医生

大勇

老师，我的数学成绩不好，超过1万的数字我反应不过来……

好的，我用另外一种方式来表达一下。看看这张图。我想表达的是，每30～35个女性中就会有1个女性会在一生的某个时期不幸遭遇宫颈癌。

阿谭医生

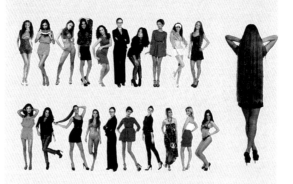

文静

我明白了，这就像我们选班干部一样，从30~35个人中选1个。

阿谭医生

这两件事情性质不一样，一个代表着"不幸"，一个代表着"幸运"。其实，我讲课的时候还会用一种更触目惊心的表达方式。如果图片不做处理，这种方式会因为儿童不宜的原因而无法发布。

大勇

儿童不宜？太好了！我已满18岁了，您大胆讲吧！

阿谭医生

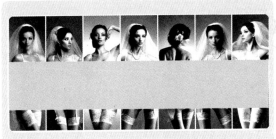

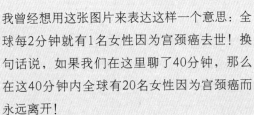

我曾经想用这张图片来表达这样一个意思：全球每2分钟就有1名女性因为宫颈癌去世！换句话说，如果我们在这里聊了40分钟，那么在这40分钟内全球有20名女性因为宫颈癌而永远离开！

菲菲

好可怕……

文静

这张图很美啊！讲这么可怕的事儿，为什么要用这么美的图……

阿谭医生

你看过苏联电影《这里的黎明静悄悄》吗？其中有一组展现5个女兵洗澡的镜头。该镜头长达30多秒，十分震撼。之后，这5个女兵在搜捕空降下来的德寇的过程中都牺牲了！该片原著作者瓦西里耶夫说："我之所以写这一段情节是想让读者知道，女人的身体非常美丽，但在残酷的战争中，女人的身体非常脆弱。"

大勇

这样啊……

阿谭医生

我也想表达类似的意思。女性固然美丽，疾病却很残酷。留住美、维护美非常重要。这正是我想给你们讲宫颈癌防治知识的主要原因。

菲菲

可是，我们真的能够避开宫颈癌吗？

阿谭医生

当然可以！宫颈癌是一种可以治愈、可以预防的疾病。
今天上午先聊到这里，咱们下午继续！你们中午可以读一读下面这篇文章。

附：子宫颈自述——我地盘上的那些事儿

我位于子宫和阴道之间，全名叫作"子宫颈"。出于亲切，你可以叫我"宫颈"。尽管我是女性内生殖器官的一部分，但妇科医生在日常检查时是可以看到、摸到我的，这就为宫颈癌的早期发现提供了可能。

可以这么说，成年女性如果每1～2年进行一次宫颈防癌筛查，要在我的地盘上发现晚期宫颈癌还真是不容易。在西方发达国家，晚期宫颈癌已经越来越少。

我的地盘是"兵家"（人乳头瘤病毒和其他微生物）必争之地，尤其是宫颈管柱状上皮和扁平鳞状上皮交界的地方（或称移行带）。

我先谈谈宫颈炎症吧，它可由物理、化学、微生物等各种因素引起。

宫颈充血、水肿、脓性分泌物（如感染淋病后）都是急性宫颈炎的表现；宫颈糜烂、纳氏囊肿、息肉是慢性宫颈炎的表现。急性炎症一般需要治疗。大的宫颈息肉如果已引起不规则出血，通常需要摘除。宫颈纳氏囊肿，如果没有伴随白带增多的症状，不治也罢。

其次，我来说说宫颈糜烂。有的女性一听到"糜烂"二字，脸一下子就红到脖子根儿了，感觉自己比窦娥还冤！其实，宫颈糜烂非常常见，已婚女性多有不同程度的宫颈糜烂。宫颈糜烂与生活作风基本没有关联。目前认为，宫颈糜烂是一种正常的生理现象，是女性宫颈组织在性激素作用下的一种正常反应。有人甚至说，"宫颈糜烂"正如花开花谢一样，不"糜烂"反而不正常。

尽管如此，如果宫颈糜烂引起了同房后出血、白带多甚至不孕，还是要及时治疗的。另外，虽然现在已经不再认为宫颈糜烂会发展成癌，但宫颈糜烂与宫颈癌前病变在肉眼上很难区别，所以对宫颈糜烂进行治疗（如激光治疗、微波治疗、冷冻治疗等）前要做宫颈癌筛查。

再次，我来说说宫颈癌前病变。它正式的名称是宫颈上皮内瘤变（CIN）。它是由人乳头瘤病毒（HPV）引起的。宫颈癌前病变的诊断过程已有定式，即"细胞学—阴道镜—组织学"三阶梯。一般先通过液基薄层细胞学检测（TCT）或人乳头瘤病毒检测做初步筛查。异常者要做阴道镜检查，同时取活体组织进行显微镜检查（即活检）。

宫颈上皮内瘤变（CIN）分为1级（CIN1）、2级（CIN2）和3级（CIN3）。CIN3是癌前病变的最高级别，这种病变尽管离癌仅一步之遥，但仍不是癌！

最后，我来说说宫颈癌。它是人乳头瘤病毒高负荷持续感染的结果，由未治疗的癌前病变发展而来。宫颈癌的分期非常细，大体说来分为Ⅰ期、Ⅱ期、Ⅲ期、Ⅳ期，各期又可分为a、b两个期别。

定期进行防癌检查，早期发现病变，及时治疗，基本可以避免宫颈癌的发生。

下午 宫颈癌到底长在哪里

菲菲

阿谭医生，我的生物学得特别差，请问宫颈癌到底长在哪里啊？

阿谭医生

你不用自责。很多人都和你一样，可能知道很多别人的八卦，但对自己的身体却知之甚少。要知道宫颈癌到底长在哪里，就要知道宫颈在哪里。要知道宫颈在哪里，就要知道子宫在哪里。

大勇

老师，我知道子宫是女性的器官。可是我不明白，它为什么叫子宫？故宫我倒是去过。

小艾

你别贫嘴了，好好听阿谭医生讲！

阿谭医生

子宫，顾名思义，就是子嗣居住的宫殿，是我们每个人出生之前在母体内生活的地方。所以，你把子宫理解成故宫也不错。毕竟，人都有故居嘛，是不是？

大勇

厉害了！那我也是住过宫殿的人了。

阿谭医生

大自然是公平的。我们都说"生而平等"。然而，从出生那一刻开始，人们的居住环境就不再一样了。生长在帝王将相之家的人和生长于黎民百姓之家的人，住的房子肯定不一样。有人阔居别墅，有人蜗居斗室。但是在出生之前，从居住环境而言，人人平等，住的都是一居室。这个地方没有窗户，没有家具，却很温暖……

菲菲

老师，您就别抒情了！快告诉我们子宫在哪儿？它有多大？

这大概是我写《子宫情事》时留下的"病根"。言归正传，子宫位于女性下腹部一个称为盆腔的地方，四周有坚硬的骨盆。

子宫有多大？我们通常倾向用体表看得见的器官来类比体内器官的大小。心脏的大小和拳头的大小差不多。中世纪的欧洲骑士，有时为了表达忠诚和敬意，会将右手握拳并放在左胸的位置。这种情况下，右拳最舒适的放置位置，就是心脏的位置。你们可以试试！

阿谭医生

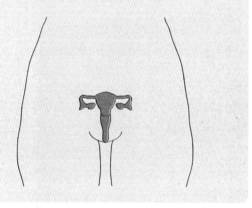

菲菲

子宫也和拳头一样大？

不是。子宫比心脏小一些，比拳头小好多。子宫如果和拳头一般大，那多半是长了瘤子了。

阿谭医生

文静

原来如此！子宫是什么样子的呢？

阿谭医生

相关教科书上说，子宫像一个倒置的鸭梨。有些人可能没有见过鸭梨，那我告诉你子宫的形状也很像一个灯泡——那种传统的白炽灯泡。

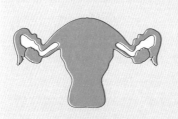

如图所示，子宫类似白炽灯泡玻璃灯罩的部分是子宫体。当然，它是一个由肌肉组织组成的腔体，我们也可以叫它子宫腔。

大勇

哈哈！她们的"大姨妈"就住这儿吧！

阿谭医生

是的！子宫腔的内表面有一层膜，叫子宫内膜。当男性的精子和女性的卵子相遇形成受精卵后，受精卵就会到子宫内膜上安家。形象地讲，子宫内膜相当于培育种子的土壤。如果没有受精卵前来安家，子宫内膜就会剥脱——从而形成女性每月都要经历一次的月经！

菲菲

哎呀，现在谁还叫它"月经"呀！我们都叫它例假、老朋友、小伙伴、大姨妈等。

阿谭医生

你怎么称呼它都可以，反正它也不会回应你。下面，我们来看看这个"灯泡"的下半部分，也就是相当于灯泡螺口的部分，这就是子宫颈。"灯泡"底部与"灯座"接触的部分，称为子宫颈阴道部。这部分子宫颈暴露于阴道内，是很容易发生病变的地方。

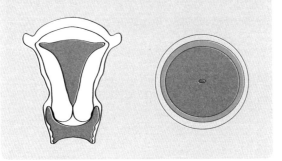

文静

哦，这就是宫颈。它看起来好小呀！

阿谭医生

宫颈口的直径为3～5厘米，我在《子宫情事》中称它为"方寸之地"。不同的人宫颈口大小并不一样。有的很小，有的较大。以前，医生常常会给出宫颈肥大的诊断结果，不过现在已经不再这么做诊断了。

文静

这么小的地方也会生病？

阿谭医生

宫颈虽然没多大，却是子宫的出口，是"兵家"（疾病）必争之地。这里可发生许多疾病，小到宫颈息肉、宫颈炎症、宫颈纳氏囊肿以及上午我们提到的已经不被当作疾病的"宫颈糜烂"，大到让人谈之色变的——宫颈癌！今天到此为止吧！关于宫颈糜烂，我一会儿再贴一篇文章，你们看看就明白了。明天咱们正式开聊宫颈癌！

附：宫颈糜烂的"自我辩护"

人们叫我"宫颈糜烂"，我不能接受。"糜烂"二字总让人产生生活作风不好之类的联想。实际上，宫颈糜烂与性生活的关系说不清道不明，而且宫颈糜烂的严重程度与是否有多个性伴侣也没有直接关系。换句话说，只有一个性伴侣也有可能发生严重的宫颈糜烂，相反，即使有多个性伴侣也未必会发生宫颈糜烂。

以前，我是"过街老鼠，人人喊打"。几乎全世界的人都认为宫颈糜烂是宫颈炎症这一"黑恶家族"的骨干成员，其他成员包括急性宫颈炎、慢性宫颈炎、宫颈纳氏囊肿、宫颈息肉等。有人甚至认为，如果不及时治疗宫颈糜烂，它就会发展成为宫颈癌。

目前，我的日子稍微好过一些。现在的观点认为，宫颈糜烂并非真正的疾病，可能只是宫颈的生理性改变。有的专家甚至建议废弃"宫颈糜烂"这一说法。但是，不用说患者，很多医生目前也不能接受这一观点。

对于宫颈糜烂会发展为宫颈癌的观点，人们目前也进行了一定的修正。实际上，引起宫颈糜烂的原因有很多，而宫颈癌则是感染了人乳头瘤病毒（HPV）的结果。

那我是不是就无关紧要了呢？那倒不是！通常，宫颈糜烂不需要治疗，但如果宫颈糜烂已引起令人难受或难堪的症状，例如白带过多、白带带血、性交后出血、反复的阴道炎症、不孕等，是需要治疗的。

目前，宫颈糜烂的治疗方法主要包括药物治疗和物理治疗（如冷冻治疗、电凝治疗、激光治疗、微波治疗等）。对于轻度的宫颈糜烂，药物治疗有一定效果；中度到重度的宫颈糜烂，通常需要物理治疗。另外，宫颈糜烂与宫颈癌前病变甚至宫颈癌在肉眼上很难区分。因此，治疗宫颈糜烂前需要做宫颈癌筛查。

至于那些名字动人、报价数千甚至上万的可以治疗宫颈糜烂的"高科技"，听听就罢了！

宫颈癌是可防可治的

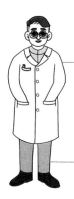

宫颈癌比较特殊，目前认为它是一种可以治愈的肿瘤。原因在于，在发展成为癌之前，宫颈癌有一个较长时间的癌前病变过程。这个过程短则3~5年，长则8~10年。

宫颈癌，可以治愈吗

文静

阿谭医生，您昨天说宫颈癌是可以治愈的。我一直以为癌症都是不治之症。

阿谭医生

宫颈癌比较特殊，目前认为它是一种可以治愈的肿瘤。原因在于，在发展成为癌之前，宫颈癌有一个较长时间的癌前病变过程。这个过程短则3~5年，长则8~10年。这种癌前病变称为宫颈上皮内瘤变（CIN），分为CIN1、CIN2和CIN3三个级别。目前认为CIN1为低级别病变，CIN2和CIN3为高级别病变。

小艾

老师，您说慢点儿，我有点儿迷糊。CIN1、CIN2、CIN3我上课时听老师讲过，但它们具体指的是什么呀？

阿谭医生

很多患者问过我这个问题。我的解释非常形象。如果将宫颈上皮看作房间里的一面墙，我们可以画2条线将这面墙从地板到天花板均分为三等份。通常而言，异常细胞是从"地板"

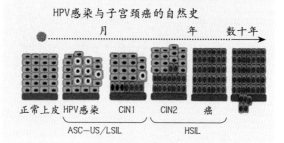

HPV感染与子宫颈癌的自然史

月　　　年　　　数十年

正常上皮　HPV感染　CIN1　CIN2　癌
　　　　ASC-US/LSIL　　　HSIL

（基底膜）开始沿墙面向天花板的方向发展。异常细胞所占的地盘没有超过墙高度的1/3，此种病变称为CIN1。异常细胞所占的地盘超过墙高度的1/3但没有超过2/3，此种病变称为CIN2。异常细胞所占的地盘超过墙高度的2/3，此种病变称为CIN3。

小艾

哦，我基本明白了，谢谢老师。

文静

阿谭医生，我一个表姐的病理报告上有这样的诊断结果——原位癌（CIS）。这是什么意思，它比CIN3还严重吗？

阿谭医生

这涉及较专业的问题。我还是拿上面的方法解释一下。如果异常细胞所占地盘超过了墙高度的2/3，哪怕只是超过一点点，此种病变也称为CIN3。如果异常细胞占据了宫颈上皮全层，此种病变称为原位癌。也就是说，整面墙都是异常细胞。可以说，原位癌是一种特殊形式的CIN3，是CIN3的"最高配置"，但还不是真正的癌。

小艾

那它和真正的癌有什么区别呢？

阿谭医生

关键在于是否突破了"基底膜"。我还是用上面的方法解释。这面墙的"地板"（基底膜）非常重要，即使异常细胞占据了整面墙，也只是在自己家里蹦跶。如果异常细胞突破了"地板"（基底膜），那就不好了，这时的病变就是癌了。这时，癌细胞将不服管教，破罐子破摔，不仅会发展至下一层楼（肿瘤扩散），还可能发展至另外一栋楼（肿瘤转移）。这就是区别。

大勇

哎呀，又是房间，又是罐子，我都糊涂啦！

小艾

阿谭医生的意思就是要早发现、早控制。癌前病变如果能得到及时治疗，也就不会发展成宫颈癌了。

阿谭医生

非常正确！癌前病变的阶段持续时间比较长，这就给了医生和患者足够的时间去发现它、处理它。所以，若能定期进行筛查，并及时处理癌前病变，就能将宫颈癌扼杀在摇篮里。这是对宫颈癌进行常规筛查的重要原因。遗憾的是，在很多地方，女性对这种筛查的态度并不积极。

小艾

是的，我曾经做过"两癌"筛查活动的志愿者，我发现很多妇女都不太愿意做。为了吸引更多人做筛查，我们准备了很多小礼品。

阿谭医生

这种情况以前比较多见。随着宫颈癌防治宣传的深入开展，此种情况已经有所改变。如果能将宫颈癌阻截在癌前病变阶段，世界上每2分钟会有1名女性死于宫颈癌的悲剧就不会发生了。

文静

我懂了，我等会儿就给老家的亲戚发微信，提醒她们一定要重视"两癌"筛查。

菲菲

我也要告诉家里人。

阿谭医生

很好。宫颈癌的筛查和癌前病变的处理属于宫颈癌的二级防控措施，后面我会详细讲。其实，宫颈癌还是一种可以预防的肿瘤。上午，我们就聊到这里。大家中午可以查查相关文献，看看为什么说它可以预防。

下午　宫颈癌，可以预防吗

菲菲

阿谭医生，我已经提醒家里人一定要重视筛查。这样就可以预防宫颈癌吗？

阿谭医生

宫颈癌的病因已经明确，它是由高危型人乳头瘤病毒持续感染引起的疾病。

大勇

人乳头瘤病毒？是不是会让人脸上长瘊子的那种病毒？

小艾

外阴尖锐湿疣也是这种病毒引起的，对吗？

阿谭医生

你们说的既对也不对。可以引起宫颈癌的HPV和可以引起瘊子、外阴尖锐湿疣的HPV的确属于同一个大家族，但它们分属两大阵营。HPV家族有200多个成员，大体而言可以分为两大类：一类是可以引起瘊子、外阴尖锐湿疣的病毒，属于低危型HPV，种类较多；另一类是可以引起宫颈癌的病毒，属于高危型HPV，种类不是很多。实际上，所谓高危、低危之分，是根据能否引起宫颈癌来定的。

小艾

高危型HPV都有哪些呢？我一直记不住。我听说您有一套特殊的记忆方法。

阿谭医生

是的。虽然HPV有200多种亚型，但目前世界卫生组织（WHO）确认的高危型HPV只有14种，它们分别是HPV16、18、31、33、35、39、45、51、52、56、58、59、66、68。我们最好能够记住。

人乳头瘤病毒有200多种亚型。世界卫生组织确认的与宫颈有关的高危型有以下14种：
· 16、18
· 31、33、35、39
· 45
· 51、52、56、58、59
· 66、68

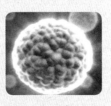

大勇

弱弱地问一句，记住这些病毒有什么用？

菲菲

是呀，随时上网查询不就行了？连大姨妈的日子，我都是用手机记录。

记住还是有好处的，对我来讲，可以在别人面前显摆，比如在我讲课的时候、门诊上病人问到我的时候等。当然，这不是重点。重点是，记住这14种亚型，我们才能弄明白当前很热门的2价、4价和9价HPV疫苗到底是什么，以及它们分别针对的是哪几种亚型的病毒。

阿谭医生

文静

还真是，您就快告诉我们怎么记住这些亚型的名称吧！

下午容易犯困，我们一起来做个醒脑游戏，用两分钟时间记住上面说的这14种亚型。记忆需要联想，联想可以很高级，也可以很普通，甚至可以龌龊一些。但这都没关系，只要有助于我们记忆就行。

阿谭医生

大勇

龌龊一些？这个我倒是想见识一下，哈哈哈哈……

阿谭医生

我们再来看看这张图片。

人乳头瘤病毒有200多种亚型。世界卫生组织确认的与宫颈有关的高危型有以下14种：
· 16、18
· 31、33、35、39
· 45
· 51、52、56、58、59
· 66、68

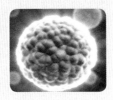

0~9这一区间没有高危型HPV。10~20这一区间有且只有两个高危型HPV，它们分别是HPV16和HPV18。这两个数字可读为要顺溜、要发财，听起来很不错。但是，这两个数字对应的HPV对女性不太友好。超过70%的宫颈癌都是HPV16和HPV18这两种亚型导致的。所以，我们必须记住这两种亚型。

超过70%的宫颈癌都是HPV16和HPV18引起的

HPV类型	宫颈癌的分布	
16	57%	★★★
18	16%	★★★★★★★★★★★★★★★★
45	7%	★★★★★★★
31	4%	★★★★
33	3%	★★★
35 39 51 52 56 58 59 66 68	<13%	★★★★★★★★★★★★★

菲菲

这两个我记住了。

阿谭医生

这两种亚型正是目前2价HPV疫苗所针对的。其实4价HPV疫苗针对的病毒亚型也是这两种。但是与2价疫苗相比，4价疫苗除了对抗HPV16和HPV18，还可以对抗HPV6和HPV11。对于宫颈癌而言，HPV6和HPV11并不是高危型HPV。

小艾

那9价HPV疫苗对抗的病毒亚型是什么呢？

阿谭医生

别着急，很快你就知道了。20~30这一区间一种高危型病毒都没有。然后，请仔细看30~40这一区间。这个区间有4种高危型病毒，序号都是单数，只有37不在这个范畴！

小艾

我想起来了，我听同学讲过您是怎么解释独缺37的，原因比较"奇葩"！

阿谭医生

打住！那个版本我今天不提。今天我们的对话会形成文字且会出现在正式出版物上，我不能那么解释了。那就这么记吧：为什么独缺37？不解释！反正不管"三七二十一"，记住了再说！就是缺37。

大勇

好吧！我记住了！不管"三七二十一"，就是没有37。

阿谭医生

那就好。接下来我们看40～50这一区间，这个区间有且只有一个高危型HPV——HPV45。这下可以用我常用的方法解释了。

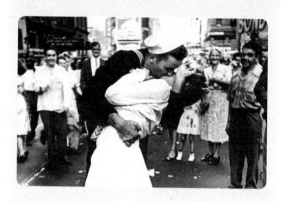

看看这张照片。1945年，世界反法西斯战争胜利结束。在美国纽约的时代广场，一名水兵拉过一位美女狂吻，庆祝胜利。他们会不会去中央公园逛一圈，去旁边的咖啡馆喝一杯，然后进一步庆祝呢？我前面讲过，HPV传播的主要途径是男女之间的那点儿事……这样的解释的确有点儿牵强，但它一下子就让我们记住了HPV45这种病毒，是不是？

文静

这样确实有助于记忆，哈哈！

阿谭医生

我们继续来看50~60这一区间。51、52、56、58、59，看上去一点儿规律都没有。没有关系，我们来找点儿规律。先看看56，怎么记呢？"56"即"五六"，"五六"即"物流"。网购时代，人人离不开物流。记住了吗？这就是联想记忆法，是不是有助于记忆？

菲菲

可是，56记住了，其他的呢？

找到了56，我们就找到了一个支点。它虽然不能帮我们撬动地球，却像一根扁担一样挑起了50～60这一区间两头的各两个病毒亚型。它的左边是51、52，右边是58、59。其他的，一概不用记。

阿谭医生

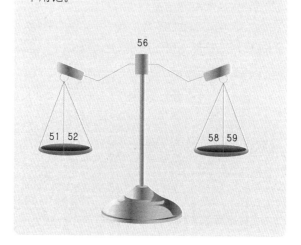

菲菲

天哪！这真的是奇思妙想啊！

60～70这一区间，就两个——66和68。它们分别是16和18加上50之后的结果，小学一年级的学生都会算，是不是？

阿谭医生

小艾

那9价疫苗对抗的是哪几种病毒亚型呢?

阿谭医生

9价疫苗可对抗HPV16、18、31、33、45、52、58这7种高危型HPV病毒。怎么记? 16、18不用记了。3字头的头两个，31、33。4字头有且仅有的45。5字头中的52和58。怎么记? 上面所说的扁担两头分别靠近内侧的是不是52和58?就问你们，服不服?

小艾

太厉害了! 我要是照着教科书背肯定背不下来!

大勇

老师，我真是"垂死病中惊坐起"，墙都不扶(服)就服您! 您得申请专利啊!

阿谭医生

你们喜欢这个游戏，我很高兴! 这都公开发布了，我就没办法申请专利了。哈哈! 好了，今天咱们就讲到这儿。明天，我们会很轻松。我会给大家讲一个故事——一个与宫颈癌有关的故事，一个与诺贝尔奖有关的故事。确切地说，这是一个宫颈癌背后的故事。

附：人乳头瘤病毒的"真情告白"

我是HPV，中文名叫"人乳头瘤病毒"，是近几年各路媒体争相报道的"大腕级人物"。尽管没遭遇什么"HPV门"事件，但我已经风靡全球了。下面，我好好向您做个自我介绍。

我的家族成员很多，有200多个，但真正能给宫颈造成大麻烦的只有HPV16和HPV18，尤其是HPV16。

我非常自豪，因为我成就了一个名叫豪森的德国老伯。他发现我（HPV）与宫颈癌之间存在明确的因果关系，并由此获得了2008年度诺贝尔生理学或医学奖。

我也有点儿自卑，因为我其实只是个小"山贼"而已。与其他"大腕"〔如乙型肝炎病毒（HBV）、丙型肝炎病毒（HCV）、人类免疫缺陷病毒（HIV）等〕相比，我只能在宫颈上闹点儿事。而且，只要您稍微警惕一些（每1～2年做一次宫颈癌筛查），我就难成大事。

至于我是如何缠上您的，很多时候是天知地知你知我知，但有时没有人能说清楚。不洁性行为、接触不干净的卫生洁具和用品都可能沾染上我。

其实，并不是只要沾上我就会得宫颈癌！只有长期、持续、高负荷地与我亲密接触，才会引起宫颈的癌前病变甚至宫颈癌。

据说，40%的女性在一生的某个时期都会与我有所接触，但我通常只是作为访客出现，停留七八个月后基本上会自动离开。当然，如果您的状态不好（免疫能力下降）、环境"适宜"（您有多个性伴侣，有不洁性生活），我可能会长期定居。

　　如果妇科医生发现我缠上了您，您当然会紧张、不快。但是，从另一个角度来说，这也是一件比较幸运的事情（绝非站着说话不腰疼）。因为，我暴露后，后续的破坏工作我也就做不成了。

　　那么，医生什么时候会对我进行调查呢？如果宫颈液基薄层细胞学检测（TCT）提示有意义不明的非典型鳞状细胞（ASC-US）或者更高程度的病变，那就要进行HPV检测了。HPV检测如果证实我并不存在（HPV阴性），您大可放心，半年之后复查TCT即可；如果证实我确实存在（HPV阳性），您就需要做进一步的检查，比如阴道镜检查和活检。如果TCT发现更高级别的病变，我基本就要"自首"了。

　　医生是如何对我进行调查的呢？一般有这样几个途径：一是进行宫颈液基薄层细胞学检测（TCT）；二是确认我（HPV）的分型，如HPV16阳性、HPV18阳性等；三是杂交捕获人乳头瘤病毒检测（HC2），此种检测除报告阳性之外，还会报告具体数值。

　　即使我已经给您带来了伤害（如各种类型的宫颈癌前病变），您仍然是可以搞定我的。狂轰滥炸式的攻击（各种针对宫颈病变的治疗）能消灭我的大部队，此所谓"治病即治毒"。留下的残兵一般很难组织有效进攻。而且，您自身的免疫能力有可能最终将我消灭。

我基本可以负责任地说，目前还没有口服药物对付得了我。在宫颈局部使用干扰素可能有一定效果。现在，人类已经开发出了可对抗我的新式武器，即治疗性HPV疫苗和预防性HPV疫苗。据我所知，效果还是不错的。

宫颈癌的三级防控

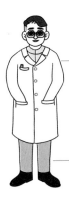

与心血管疾病、糖尿病等慢性病类似，宫颈癌也有三级防控体系，我称之为"三道防线"。通过这一防控体系，可以避免晚期宫颈癌的发生。

上午 诺贝尔奖背后的故事

大勇

阿谭医生，您昨天不是说要给我们讲一个关于诺贝尔奖的故事吗？我期待一晚上啦！

阿谭医生

是的，不过这是一个诺贝尔奖背后的故事。在中国，我大概是第一个在学术会议上讲这个故事的。2008年10月6日，举世瞩目的诺贝尔生理学或医学奖揭晓，当年这一奖项与两种病毒有关。其中一种病毒是大名鼎鼎的人类免疫缺陷病毒（HIV）。

文静

我知道，这个是艾滋病病毒。我还知道每年的12月1日是世界艾滋病日。

阿谭医生

非常正确！而另外一种病毒，则和我们这几天讨论的宫颈癌有关，那就是人乳头瘤病毒（HPV）。我们来看看这张照片。

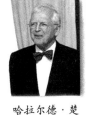

2008年诺贝尔生理学或医学奖背后的故事

哈拉尔德·楚尔·豪森
(Harald Zur Hausen)

图中的三位科学家便是获得2008年诺贝尔生理学或医学奖的科学家。左边两位是法国人，他们每人分享了1/4的奖金，一共分得了一半的奖金。右边这位是德国人，独享了一半的奖金，他的名字叫哈拉尔德·楚尔·豪森（Harald Zur Hausen）。

大勇

这个奖的奖金得有多少钱啊？几个亿？

阿谭医生

并没有！据说这个奖的奖金折合成人民币也就几百万元左右。但钱不是重点，关键是名誉。

当然，很少有人知道这份荣耀背后的曲折。令我汗颜的是，我到处讲HPV差不多讲了五年的时候，还不知道豪森获奖背后的故事。有一次，为了准备一份演讲稿，我才知道了豪森的一些故事。

菲菲

这么神秘！到底有多曲折啊？您能不能从头讲起啊？

阿谭医生

好！让我们回到20世纪30年代，这个故事开始的地方是德国西北部一个叫埃森（Essen）的城市。这是一个在"二战"中饱受战火蹂躏、战后饱受污染之苦、现在闻名世界的宜居城市。1936年，哈拉尔德·楚尔·豪森出生在这里。

20世纪50年代末60年代初，豪森成了医学院学生和医生。按照今天的标准，他大概不是一个大众眼中的优秀医生。因为，他没有去钻研如何攻克疾病，而是"对引起某些疾病的感染性病因更感兴趣"。

于是，他一头扎进实验室。然而，枯燥、重复的实验室工作没有给他带来多少成就感，相反他的挫败感越来越强。经过痛苦的思考，豪森决定离开他待的那个鬼地方，换个环境。

菲菲

天哪！这么厉害的人也想跳槽？！看来我不想看书、学习，只想跳舞真是情有可原了。

阿谭医生

是啊，每个人都有困难的时候。还好，来自大西洋彼岸的一封信改变了豪森的命运，同时也改变了全世界女性的命运。美国宾夕法尼亚大学医学院向豪森所在的研究所发出邀请，希望有年轻的德国学者前去开展合作研究。然而，所长先生每天都能接到很多类似的邀请，于是他将这封邀请信随手丢进了废纸篓。

小艾

嗯，我就曾在老师办公室的纸篓里发现过一张汇款单。

阿谭医生

有意思的是，所长先生那天无意中对豪森提起了这件事。于是，戏剧性的一幕发生了：豪森毫不犹豫地冲到所长办公室，从废纸篓中捡回了那封信。然后，豪森就去了美国费城。

大勇

咦，好恶心，说不定那封信上面还有咖啡沫，甚至……

菲菲

你可闭嘴吧！

阿谭医生

在美国，豪森认识了著名的病毒学家维尔纳·亨利和他同为病毒学家的妻子格特鲁德·亨利，学到了很多新的技术。三年后，他又回到了德国。豪森在德国自己的实验室内，首次发现病毒的基因可以整合到人类细胞的基因中。他发现，病毒能够以基因的形式（而不是完整的病毒颗粒）存在于人类肿瘤细胞中，继而通过修饰目标基因使细胞呈肿瘤性生长。

文静

然后，他就得诺贝尔奖啦？

阿谭医生

哪里会这么容易！在淋巴细胞中发现病毒是意料之中的事，因为这种EB病毒可以引起单核细胞增多症。意外的是，豪森和他的同事在一种上皮性癌——鼻咽癌的细胞中也发现了EB病毒，这让豪森脑洞大开。豪森由此萌发了一个大胆的假设：同为上皮细胞癌的宫颈癌或许并不是由单纯疱疹病毒引起。这和当时的流行观点大相径庭，当时的主流观点认为宫颈癌的元凶是单纯疱疹病毒。

小艾

单纯疱疹病毒？就是让嘴角或者会阴部长小水泡的那种病毒吧？

大勇

会阴是哪儿？

小艾

裤裆……

阿谭医生

非常正确！豪森的这种假设其实有些偶然。实际上，很多伟大的发现，就像门的开合一样，通常发生在科学家一念之间！从1972年开始，豪森就着手验证自己的假设。然而，这是一条前人没有走过的路，他面临的压力非常大。

菲菲

哈哈，他肯定被同行"拍砖"了吧？

阿谭医生

差不多！时间来到1974年，在美国佛罗里达……

大勇

哇，佛罗里达！阳光！海滩！比基尼！

文静

别闹！如果你再捣乱，我就让老师踢你出群！

阿谭医生

这一年，豪森去那里参加一场国际会议，准备在会议上做一个有关他们近年关于宫颈癌与病毒相关性研究的报告。值得注意的是，在豪森上台演讲之前，一位来自芝加哥的研究者报告已从一个宫颈癌患者的标本中分离到了单纯疱疹病毒基因，所得序列约是病毒基因组的

40%。这几乎从生物学上"坐实"了当时流行的观点——单纯疱疹病毒是宫颈癌的致病病毒。听众对这位研究者的发言，自发地报以雷鸣般的掌声。

随后豪森上台，我猜想豪森同学大概是这样开头的：各位亲，对不起，我们的研究团队在宫颈癌细胞中没有检测到单纯疱疹病毒，我们并不认为单纯疱疹病毒是宫颈癌的病因。

文静

豪森这么不按常理出牌，这不是打别人的脸嘛！

阿谭医生

的确如此，现场听众的反应是怎样的？

有的是这样的——惊呆，质疑！

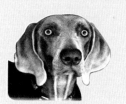

有的是这样的——不屑，冷漠！

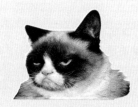

大勇

不对啊，阿谭老师，您out了！这张图片表示的意思是：我就喜欢静静地看你在A与C之间装……

阿谭医生

也许你是对的。真实的情况是，听众们以石头般的静默来表达他们对豪森的反对，认为豪森的阴性结果是因为检测方法的敏感性不够。他们大概在心里是这样批评豪森的："年轻人，回去好好做实验，不要信口开河！"

那一刻，天空如此灰暗，孤胆英雄转身离开。豪森在回忆这段经历时说，这是他职业生涯最难忘的经历。

菲菲

Music！我觉得这时应该配上背景音乐，比如《凉凉》。

阿谭医生

的确如此！豪森乘兴而来，败兴而归。他千里迢迢奔赴大洋彼岸，收获的却是嘲笑。但是请注意，转身离去的是一头大象，而不是一只老鼠，豪森注定要走向属于他的那条康庄大道。

三年后，也即1977年，豪森发表了一篇重要论文，题目是《人乳头瘤病毒及其在鳞状细胞癌中可能的作用》。

文静

我猜就是这篇文章让他获奖的吧！

阿谭医生

可以这么说。随后的事情虽然也有波折，但越来越多的研究支持和证实了豪森的观点。1999年，一篇重量级的文章发表了。Walboomer教授在文章中说："几乎所有宫颈癌患者的病理标本中均能找到HPV。这证实HPV是宫颈癌的主要原因。由此，宫颈癌成为目前人类面临的所有癌症病变中唯一病因明确的癌症。"

小艾

我觉得Walboomer教授也应该得诺贝尔奖。

阿谭医生

不错！Walboomer教授的工作的确意义重大，他应该和豪森一起分享诺贝尔奖。遗憾的是，在发表这篇文章后不久，Walboomer教授就去世了。

大勇

去世就不能得奖了？

诺贝尔奖有一个不成文的规定，只授奖给活着的人。无论你成就多大，如果去世了，就没有机会了。

阿谭医生

大勇

原来如此！看来，活着就是胜利。

文静

唉！我说你能不能不要总满嘴跑火车？

大勇的话有一定的道理，健康的确是最大的财富。就像女性，如果失去了健康，一切美丽都将归零。2006年，豪森将自己漫长的研究经历

阿谭医生

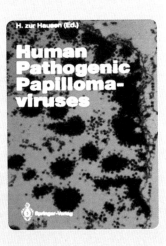

写成一本专著——《致病性人乳头瘤病毒》。这一年，他光荣退休。这一年距离他获得诺贝尔奖还有两年时间。

《致病性人乳头瘤病毒》并不是大部头著作，只有薄薄的284页，比我的《子宫情事》（全2册）还要薄！但这又怎样?！我又手欠地在PubMed上检索了一下豪森先生发表的SCI文章，居然只有50多篇！

小艾

老师，我怎么觉得您情绪有点儿不对啊！

阿谭医生

哈哈！我这几年一直在做科普宣传，发表的SCI文章也不多。因此，我都有些不好意思了！让我欣慰的是，很多人也需要科普知识。好了，我下午正式讲宫颈癌的三级防控。

下午 宫颈癌，三道防线拦着你

菲菲

阿谭医生，您该给我们讲怎么预防宫颈癌了吧？

古人说："上医治未病，中医治欲病，下医治已病。"可见，预防胜于治疗。与心血管疾病、糖尿病等慢性病类似，宫颈癌也有三级防控体系，我称之为"三道防线"。通过这个防控体系，我们可以避免宫颈癌尤其是晚期宫颈癌的发生。

阿谭医生

大勇

三道防线？这听上去真厉害，真的有用吗？

阿谭医生

当然有用！2012年夏天，我到美国进修，铆足了劲儿要去观摩学习他们用高精尖的机器人辅助腹腔镜做宫颈癌手术。但在4个月的访问期间，我居然只见到2例手术。而当时我们一个病房每周至少有3台宫颈癌手术！

文静

那表明我们的手术比他们做得好，我们应该骄傲！

阿谭医生

并不是这样！相反，这只能说明我们对宫颈癌的防控水平与人家相比有差距。在欧美发达国家，宫颈癌患者尤其是晚期宫颈癌患者很少见。美国每年大约有1万例宫颈癌手术，平均每个医院也就10多台。

小艾

唉……他们是怎么做到的呢？

阿谭医生

欧美发达国家宫颈癌患者相对较少的原因有两个：一是宫颈癌筛查系统的建立；二是病因的明确，即确认了高危型人乳头瘤病毒（HPV）

感染与宫颈癌的因果关系。之所以说宫颈癌可以预防、可以治愈，关键就在于病因学预防和对癌前病变的识别及处理。

菲菲

哎呀，您别卖关子了！您快讲讲第一道防线是什么吧。

阿谭医生

第一道防线，是宫颈癌的一级防控，属于病因学预防。也即，在疾病尚未发生时针对致病因素（或危险因素）采取措施。此为预防疾病和消灭疾病的根本措施。世界卫生组织认为，除了调整生活方式，接种人乳头瘤病毒疫苗是宫颈癌最有效的一级防治措施，能使大多数女性免于罹患宫颈癌前病变和宫颈癌。

菲菲

阿谭老师，那您告诉我哪些人需要接种这个疫苗呢？本人芳龄二十，需不需要接种？

阿谭医生

需要接种！世界卫生组织认为9岁到45岁的女性，如果有条件，都应接种HPV疫苗。但关于

疫苗接种的问题，今天我们暂不深聊，我们
先来聊聊第二道防线，也就是宫颈癌的二级
防控策略。

菲菲

回头您私信我，我很想知道……

文静

你别打断老师，咱们先听老师讲二级防控措
施吧！

第二道防线就是疾病的二级防控，属于发病学
预防，指对于特定高风险人群进行癌前病变或
早期肿瘤的筛查，从而做到早期发现、早期预
防、早期治疗。具体措施包括筛查和干预。国
际上推荐21岁以上的女性，每2～3年做一次宫
颈细胞学检查（TCT）或者HPV检测。此后，
根据情况决定是否进行阴道镜检查。

阿谭医生

小艾

欧美国家宫颈癌发病率较低，到底是第一道防
线的功劳大还是第二道防线的功劳大？

阿谭医生

两者功劳都不小。可以这么说，目前欧美发达国家晚期宫颈癌的减少和高级别宫颈癌前病变的减少主要是第二道防线的功劳。从2007年之后，宫颈癌前病变和宫颈HPV感染的减少则是第一道防线的功劳。对于这两道防线，我们不能厚此薄彼。

大勇

那第三道防线是什么呢？

阿谭医生

第三道防线就是宫颈癌的三级防控，属于临床治疗，指对肿瘤患者的治疗。第三道防线的目标是防止复发、减少并发症、防止致残、提高生存率、减轻患者因肿瘤引起的疼痛等。
具体来讲，宫颈癌的治疗就是对确诊的各个期别的宫颈癌的手术切除、放射治疗、化学治疗等。

文静

是不是有了这三道防线，我们就可以彻底告别宫颈癌了？

理论上讲是这样，但实际上未必如此！我们可以乐观地认为，随着HPV疫苗的广泛应用、宫颈癌前病变筛查和处理的规范化，晚期宫颈癌会越来越少。然而，"道高一尺，魔高一丈"，人类与疾病的博弈没有这么简单。正如流感病毒一样，HPV也可能发生适应性改变，现在说彻底消灭宫颈癌尚言之过早。

我想征求一下大家的意见，我是从一级防控到三级防控顺着讲呢，还是从三级防控到一级防控倒着讲？

阿谭医生

大勇

从三级防控开始讲吧，我比较喜欢三级……

小艾

说正经的呢，你别贫嘴！

那好，明天我就从三级防控开始讲，也就是从宫颈癌的治疗开始讲。我提醒一下，接下来的内容有些艰深，比较枯燥。如果你们感兴趣或者亲友中有宫颈癌患者，我们可以深入聊一聊。

阿谭医生

大勇

老师，宫颈癌离我太远，我能不能申请休息一下？

阿谭医生

可以！如果你觉得宫颈癌离你太远，明天上午你可以去外面溜达溜达，下午再回来。

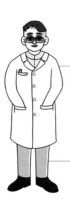

宫颈癌的
二、三级防控

宫颈癌的三级防控是指宫颈癌的治疗，治疗方案取决于宫颈癌的分期。宫颈癌的二级防控是指宫颈癌的筛查和癌前病变的处理。我们一起来了解一下。

上午　第三道防线，阻击宫颈癌的最后一关

菲菲

阿谭老师，今天大勇同学说要出去溜达溜达。所以，他今天就不听课了。

没关系的，人各有志。今天我要讲阻击宫颈癌的第三道防线，也就是宫颈癌的治疗。这比较难讲，如何讲起呢？

阿谭医生

小艾

要不您先给我们讲讲宫颈癌都有哪些治疗方法吧。

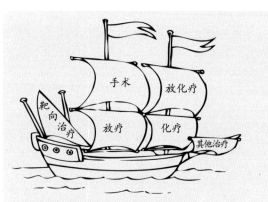

阿谭医生

看看这张图，这基本是我的原创。

宫颈癌的治疗手段包括手术，放化疗（就是放射治疗的同时用化学治疗增加敏感性），单纯放疗、化疗，靶向治疗及其他治疗。

菲菲

这么复杂呀？那要怎么选呀？

阿谭医生

宫颈癌治疗方案的选择主要取决于疾病的分期。我们先来看看宫颈癌的分期。

简单地说，I期（读作1期）的宫颈癌，就是肿瘤局限于宫颈。无论是显微镜下才能看见的病变，还是直径为10厘米、充满阴道的病变，只要是局限于宫颈的肿瘤，都是I期。I期又可分为Ia期和Ib期。Ia期又分为Ia1期和Ia2期，Ib期又分为Ib1期和Ib2期。

菲菲

这有点儿考验我的智商和注意力，我去冲一杯
咖啡再来接着学！

我也来一杯。的确，I期宫颈癌的治疗最讲
究。小艾同学可以深入学习一下，来看看这
张图。

阿谭医生

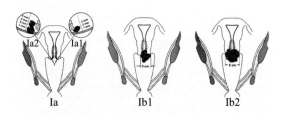

Ia1期指在显微镜下测得肿瘤浸润深度不超过
3毫米（含），宽度不超过7毫米（含）。Ia2
期指肿瘤浸润深度超过3毫米但不超过5毫米
（含），而且宽度不超过7毫米（含）。如果
肿瘤浸润深度超过5毫米，或者宽度超过7毫
米，就属于显微镜下的Ib1期。不用显微镜，
肉眼就可以看到的病变，也属于Ib1期。如果
肿块直径超过4厘米，则属于Ib2期。

小艾

阿谭老师，坦白地说，我已经晕菜了。您不如
接着说说 II 期。

阿谭医生

Ⅱ期（读作2期）宫颈癌，指肿瘤已经发展到宫颈外的区域，又分为Ⅱa期和Ⅱb期。

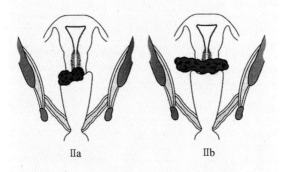

Ⅱa   Ⅱb

Ⅱa期指肿瘤除了累及宫颈，还侵犯了阴道，但没有到达阴道的下1/3。Ⅱb期指肿瘤从宫颈扩散到了子宫旁的组织，但没有达到盆壁。

请特别注意"Ⅱb期"这个词。国际上的治疗共识是：如果宫颈癌达到Ⅱb期以上（含Ⅱb期），最好的治疗手段是放疗，而不是手术。为什么呢？因为所谓的宫颈癌根治术（或者称为广泛子宫切除术）已经无法保证将肿物切除干净，术后复发的危险很大。

菲菲

宫颈癌的分期也太多了吧？接着是3、4、5、6期？

没有那么多，它总共就分为四期。Ⅲ期（读作3期）宫颈癌，比Ⅱ期更严重，分为Ⅲa期和Ⅲb期。Ⅲa期指宫颈癌已侵犯阴道，而且已经到达阴道的下1/3。Ⅲb期则指宫颈癌已侵犯宫旁组织并达到盆壁。简单地说，Ⅲ期宫颈癌已开始向两侧和下方发展。

阿谭医生

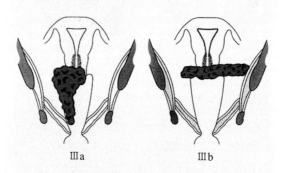

Ⅲa   Ⅲb

Ⅳ期（读作4期）宫颈癌，比三期更重，分Ⅳa期和Ⅳb期。Ⅳa期指宫颈癌向前侵犯膀胱，向后侵犯直肠，但没有离开盆腔。Ⅳb期，则指宫颈癌转移到了盆腔之外的区域，比如肝脏部、肺部、脑部等。

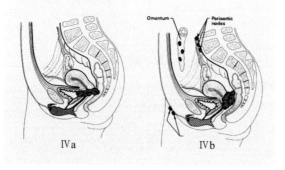

Ⅳa   Ⅳb

文静

我有亲戚得了宫颈癌，医生说她可以不做手术了。这是不是意味着她没有治愈的希望了呀？

阿谭医生

这种说法是不对的，必须纠正。这也是我今天要讲的内容。关于宫颈癌的治疗，要记住以下两点：

第一，宫颈癌的初始治疗是放（化）疗和手术，两驾马车，并驾齐驱。晚期患者或复发患者则一般采用姑息性化疗的方式。

第二，在宫颈癌的治疗中，尤其是在宫颈癌普查推广和HPV疫苗大规模接种之前，在偏远地区，由于很多患者就诊时病变已是Ⅱb期及以上期别，放（化）疗是最主要的或者说是唯一可选的治疗手段。

所以，对宫颈癌患者而言，并不是不能手术就代表完全无法治疗了。这是必须根除的错误观念！

小艾

那什么是最好的治疗方案呢？

阿谭医生

没有最好，合适就好。请记住以下几点：

第一，理论上，任何期别的宫颈癌，都可以做放射治疗。放疗是由机器操作的，全球大部分地区都可以进行。而宫颈癌手术属于大手术，技术难度大，术后并发症较多，只有在医疗资源较好且能够开展这项手术的地区才能实现。

第二，手术仅适合部分患者。适合手术的患者必须满足以下条件：1.Ⅱa期（含）以前的患者，也就是肿瘤没有宫旁侵犯。2.年轻患者，需要保留卵巢功能和阴道功能。在放疗中，由于射线的照射，卵巢功能会受到很大的损害。另外，放疗会造成阴道挛缩，从而会影响未来的性生活。

由此可以看出，对于宫颈癌的治疗而言，放射治疗是普适的、放之四海而皆准的，而手术的适用范围则小得多，需要严格选择，否则对患者不利！

小艾

原来是这样啊！

是的，这的确很复杂。即使选择手术，手术也比较残酷。宫颈癌手术，除了要切除已经发生肿瘤的宫颈，还要切除可能发生转移的子宫旁组织，甚至还要切除可能发生转移的盆腔淋巴结。手术本身也有风险，因为淋巴结都是挨着

阿谭医生

血管的，切除淋巴结时，稍微不小心，就会引发大出血。

现在，国内的宫颈癌手术技术和放疗技术已经十分先进。然而，也只是早期宫颈癌的治疗效果较好，晚期宫颈癌的治疗效果仍不理想。所以，我们要十分重视宫颈癌的防控，尤其要重视宫颈癌的第二道防线。

咱们下午继续。我问一下，大勇同学回来了没有？

附：Ⅰ期宫颈癌的治疗

　　Ⅰ期宫颈癌是所有妇科肿瘤中分期最精细的，原因是不同的患者应选择不同的治疗方式。有的仅需要部分切除宫颈（宫颈锥形切除）；有的需要完全切除宫颈，但要保留子宫（保留生育功能）；有的需要将宫颈和子宫一起切除；有的不仅要切除子宫和宫颈，还要进一步扩大手术范围。

　　Ⅰ期宫颈癌指肿瘤局限于宫颈，还没有发生转移。Ⅰ期宫颈癌在治疗上有很多选择，需要医生和患者互相配合，谨慎选择。Ⅰ期宫颈癌包括多种病变。小的病变借助显微镜才能看到。大的病变直径有七八厘米甚至更大，呈菜花样，充满整个阴道。显然，Ⅰ期宫颈癌不细分是不行的。

Ⅰ期宫颈癌的细分

　　Ⅰ期宫颈癌大致可分为Ia和Ib两个期别。Ia期分为Ia1期和Ia2期。Ib期分为Ib1期和Ib2期。Ia1期意味着在显微镜下肿瘤浸润深度不超过3毫米，宽度不超过7毫米；Ia2期意味着肿瘤浸润深度超过3毫米但不超过5毫米，而且宽度不超过7毫米。如果肿瘤的浸润深度超过5毫米，或者宽度超过7毫米，就属于显微镜下的Ib1期。还有一种Ib1期病变指不用显微镜，肉眼就可以看到的病变。如果肿块直径超过4厘米，就属于Ib2期。

怎样治疗 I 期宫颈癌

I 期宫颈癌的治疗，应根据分期、患者年龄、是否有生育要求选择治疗方式。Ia1期宫颈癌患者，如无生育要求，最恰当的治疗是同时切除子宫颈和子宫。如果患者很年轻、没有生育，可以根据先前锥切切下来的病理标本的边缘情况选择治疗方案。如果标本边缘没有癌，也就是说切除干净了，可以随诊观察，尽快怀孕；如果怀疑边缘有癌，可以再次进行锥切。

Ia2期以后的患者，如果无生育要求，应该进行范围更广泛的子宫切除——不仅要切除子宫和宫颈，还要切除可能发生转移的淋巴结。这是一种较大的妇科肿瘤手术，称为"宫颈癌根治术""根治性子宫切除术"或"广泛性子宫切除术"。由于手术可能损伤主管排尿、排便、性功能的神经，手术后患者可能出现膀胱功能、直肠功能、性功能障碍。正是因为这一点，妇科肿瘤医生开始进行保留自主神经的宫颈癌根治术。一位名叫Okabayashi的日本医生对此作出的贡献最大，这一手术方式后来就以他的名字命名。

宫颈癌根治术是一种有标准套路的手术，医生除了需要具备高超的手术技巧，还需对女性盆腔解剖结构了如指掌。以前，宫颈癌根治术是通过开腹进行，或者通过阴道进行。现在，由于腹腔镜技术的发展，妇科肿瘤医生开始用腹腔镜进行宫颈癌手术。腹腔镜手术与开腹手术效果相当，甚至更好。2005年之后，随着机器人腹腔镜手术的出现，发达国家越来越多的医院用它来进行宫颈癌手术。与开腹手术相比，采用腹腔镜手术或机器人腹腔镜手术，不会延误相关治疗，术后患者恢复快，且形成肠粘连的可能性小，日后放疗导致患者发生肠道问题的可能性也相对较小。

保留子宫的宫颈癌根治术

对于Ia2期宫颈癌患者和部分Ib1期但肿瘤直径小于2厘米的患者，若有极其强烈的生育要求，排除其他导致不孕的因素及卵巢和子宫等上生殖道疾病后，可以只切除宫颈而保留子宫，这样就保留了患者的生育功能，此所谓根治性宫颈切除术。此手术的发明者是法国医生Dargent，他已辞世数年。

简单地说，根治性宫颈切除术就是在确认某些早期宫颈癌没有发生盆腔淋巴结转移的前提下，切除80%～100%的宫颈、可能发生转移的宫颈旁2厘米左右的组织以及邻近宫颈2厘米的阴道组织。这样，不仅宫颈癌得到了治疗，而且子宫得以保留。理论上讲，这也就保留了患者的生育功能。

目前认为，如选择根治性宫颈癌切除术，患者需要满足以下条件：1.患者有强烈的保留生育功能的愿望；2.患者没有其他引起不孕的疾病；3.患者必须是Ia2期或Ib1期患者；4.病变小于2厘米；5.没有淋巴结转移；6.没有血管及淋巴管浸润。

可以看出，这种手术的适用条件苛刻，能满足全部适用条件的患者不多。对于接受了根治性宫颈切除手术的患者，建议术后6

个月尝试怀孕。如果自然受孕不成功，可以采用辅助生殖技术。这样的患者术后怀孕，较容易发生早产及流产，建议孕18～28周期间每两周检查一次，生产方式宜选择剖宫产。

总之，对于Ⅰ期宫颈癌，即病变局限于宫颈、没有发生转移的宫颈癌，要精细分期，并根据具体情况选择最恰当的治疗方式。

下午 第二道防线之宫颈液基细胞学检查

大勇

阿谭医生，我回来啦！今天下午您是讲第二道防线吗？

阿谭医生

第二道防线就是宫颈癌的二级防控体系，指的是宫颈癌的筛查和癌前病变的处理。可以说，这是目前西方发达国家晚期宫颈癌患者越来越少的主要原因。二级防控非常重要，在美国绝大部分宫颈癌发生在没有接受筛查或筛查不充分的人群。大约50%的宫颈癌患者从来没有接受过宫颈癌筛查，大约10%的宫颈癌患者确诊前5年内没有接受过筛查！

文静

那要怎么筛查呢?

阿谭医生

让我们一起看看宫颈癌筛查的历史。最初，宫颈癌是没有筛查这一说的，患者自己有症状后才去看医生。这时，病情通常已经是晚期了。早期的宫颈癌一般发现不了。

直到1940年前后，一名到美国行医的希腊医生巴巴·尼古拉发明了一种可直观地检查宫颈细胞是否存在异常的方法。这种方法先通过类似压舌板的小木片收集宫颈脱落的细胞，然后将其涂在玻璃片上通过显微镜判断是否存在异常。

菲菲

压舌板? 这么土的方法，有效吗?

阿谭医生

这个方法是很简单，但很有效。20世纪40年代之后的50多年内，这种方法让很多妇女免于罹患晚期宫颈癌，使宫颈癌的死亡率下降了70%！为了纪念巴巴·尼古拉，这种方法被命名为巴氏涂片法。

大勇

这么牛?! 现在我们还用这种方法吗?

某些地方, 尤其是经济落后的地方还在用这种
方法。经济发达的地区已经不再使用这种方法
了, 而开始使用新的已改进过的技术。

阿谭医生

小艾

做了哪些改进呢?

巴氏涂片法虽然很好, 但也有缺点。细胞学
医生想看的细胞只是宫颈鳞状上皮细胞和柱
状上皮细胞, 但巴氏涂片得到的样本却有很
多杂质, 如红细胞、白细胞、黏液等, 这会
影响细胞学医生对目标细胞的观察和判断。于
是, 1996年前后, 有科学家发明了一种类似
扫帚的工具。用这种工具在宫颈上刷几圈,
可以像扫地一样收集宫颈脱落细胞。然后,
可以像涮墩布一样将细胞洗脱到特殊的液体介
质中。

阿谭医生

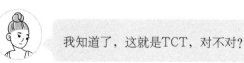
菲菲

我知道了, 这就是TCT, 对不对?

非常正确！这种检查方法的全名是液基薄层细胞学检测，英文简写为TCT。

阿谭医生

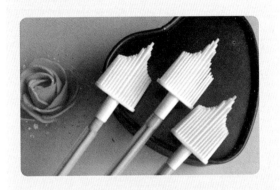

把宫颈细胞洗脱到特殊液体介质后，因为不同细胞大小和质量不同，通过过滤、离心等方法，可以把血细胞和黏液等杂质去掉，只留下需要观察的鳞状上皮细胞和腺细胞样本。将样本涂成薄薄的一层，观察起来就方便很多，判断起来也容易很多。

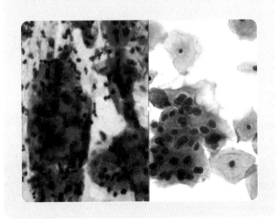

大勇

嗯，清晰度从标清变成了高清。

阿谭医生

不仅仅是清晰度的改变。当计算机能识别宫颈异常细胞时，它能从成千上万个细胞中"筛选"出128个可疑细胞，然后病理医生会对这些细胞进行相关判断，继而做出诊断。

菲菲

这不就是计算机辅助治疗吗?

阿谭医生

不错! 不仅如此，报告结果的形式也发生了改变。在巴氏涂片时代，报告形式的缺点是对后续检查的指导意义不大。新的报告形式在这方面大有改进。新的报告形式也可称为TBS系统或TBS诊断，是一种描述性诊断。

大勇

这听起来和TMD弹道导弹防御系统差不多!

阿谭医生

TBS听起来很"高大上"，其实就是英文The Bethesda System的简称。Bethesda是美国的一个城市，是美国国立健康研究院的所在地。1988年，几十位宫颈细胞病理学家曾在这里召开过一场会议，提出了两个针对宫颈癌前病变的术语，那以后，人们就把这种描述性诊断称为TBS系统。它的报告形式比巴氏涂片更细致，更具有指导性。

小艾

它是怎么报告的呢？

阿谭医生

TBS报告基本上可分为3类：

1.大致正常。即未发现恶性细胞、良性反应性改变、炎症。

2.细胞学的低级别病变。即发现意义不明的非典型鳞状细胞（ASC-US），甚至鳞状上皮低度病变（LSIL）。

3.细胞学的高级别病变。即发现鳞状上皮高度病变（HSIL），甚至鳞状细胞癌（SCC）、腺癌等。

菲菲

好复杂！阿谭医生，您能不能再讲得简单点？

抱歉！真的不能再简单了。这些不同的结果对应的是不同的进一步的检查策略。医学就是这样，和简单很难发生关系。

阿谭医生

小艾

除了TCT之外，还有其他方法可用于筛查宫颈癌吗？

当然有，也必须有！还记得我们昨天讲过的故事吗？楚尔·豪森之所以获得诺贝尔奖，就是因为他发现了人乳头瘤病毒和宫颈癌的因果关系。这一发现导致了宫颈癌二级防控策略的改变——从检查细胞是否发生了改变的"果"，变为检查引起细胞发生改变的"因"。这就是人乳头瘤病毒（HPV）的检测。

阿谭医生

菲菲

阿谭医生，哪种检查更好？

不能一概而论！科学界长期以来一直存在争论，好在已经有了结果。今天，我就讲到这儿，明天回答你提的问题。

阿谭医生

宫颈癌筛查如何进行

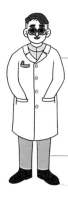

从HPV的感染到宫颈癌的发生需要一定的时间。所以特定年龄段的女性，有没有感染HPV并不重要，重要的是有没有引起癌前病变。所以，定期做TCT至关重要。

上午 第二道防线：人乳头瘤病毒检测

菲菲

阿谭医生，您昨天说除了TCT，还有另外的方法可以用来筛查宫颈癌，是这样吗？

阿谭医生

是的！楚尔·豪森提出的"人乳头瘤病毒是宫颈癌的致病病毒"的理论被越来越多的人认可和证实之后，人们开始通过检测HPV来筛查宫颈癌。

2003年，美国联邦食品与药品监督管理局（FDA）批准：二代杂交捕获HPV检测技术（HC2）可以用于宫颈癌的筛查。

小艾

它是不是能让我们知道具体感染的是哪一种HPV呢?

阿谭医生

原本并不如此。这种检测方法原来只能检测出有没有感染HPV,无法检测出具体感染了哪种类型的HPV。后来,第二代HPV检测技术不仅能测出有无HPV感染,而且能测出所感染HPV的具体类型,比如能测出感染的是最厉害的HPV16、HPV18,还是这两种类型之外的其他类型。

菲菲

这种方法听起来很先进,还有比这更先进的技术吗?

阿谭医生

应该有。因为检测HPV的方法,检测的都是HPV的遗传物质脱氧核糖核酸(DNA)。这些DNA要被转录成为核糖核酸(RNA),而RNA再被翻译成为蛋白质才能发挥功能。因此,相较于DNA,RNA离真实世界的距离更近。由此,科学家们认为检测mRNA的方法更好,它能够更准确地判断感染病毒后是否会进一步发展成病变。

小艾

我知道RNA和DNA不同，但我还是有点儿迷糊。如果要筛查宫颈癌，到底是TCT更保险，还是HPV检测更保险？

阿谭医生

理论上说，作为筛查手段，HPV检测要比TCT更具优势。

第一，TCT检测的是"果"，即已经被病毒感染的宫颈细胞是否有异常改变。而HPV检测的是"因"，是检查到底有没有感染HPV。

第二，TCT需要医生用眼睛做出判断，然后给出结果。人是可能犯错误的。而HPV的检测，除了取样、准备样品和上样品之外，其他步骤，包括检测、分析、报告和打印都是机器来完成的。

第三，在西方国家，高水平的细胞病理医生越来越少。因此，在欧洲HPV检测很早就取代了TCT，成为宫颈癌筛查的首选措施。

大勇

那HPV检测岂不是一炮而红？

阿谭医生

也不尽然！即使在发达国家，HPV检测作为宫颈癌的首选筛查手段也不是一蹴而就的，也经历了一个漫长的过程！可以说，这是一部宫颈癌筛查史上的《甄嬛传》或《芈月传》。

文静

我就喜欢看宫廷戏。您快说说，HPV检测是怎样成功"上位"的？

阿谭医生

这个过程正是宫颈癌二级防控策略的演变史。第一阶段，羞涩登场。2003年，美国联邦食品与药品监督管理局（FDA）批准，HC2（HPV检测）可用于细胞学检测显示轻微异常（ASC-US）的分流处理。对于更严重的细胞学检测异常或肉眼可见的病变，不建议做HPV检测，而是直接做阴道镜检查及活检。从2004

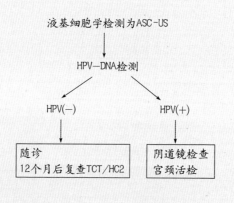

液基细胞学检测为ASC-US

↓

HPV—DNA检测

HPV(−)   HPV(+)

随诊
12个月后复查TCT/HC2   阴道镜检查
宫颈活检

年到2017年，国内很多医院采用的也是这样的
诊治流程。

大勇

第二阶段呢，是不是叫如鱼得水？宫廷戏都是
这个节奏！

阿谭医生

我一般讲课时还真是这么形容的！欧洲早
在2006年就认识到了HPV检测的优势。
从2008年开始，欧洲生殖道感染和肿瘤研
究组织EUROGIN（European Research
Organization on Genital Infection and
Neoplasia）将HPV检测作为筛查宫颈癌的首
选方法，他们的筛查流程是这样的：

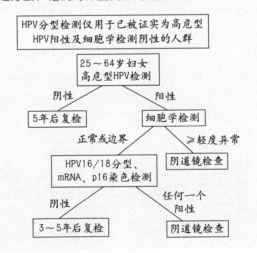

也即，对25~64岁的女性，先用HPV检测做初筛，如果正常，5年后复查。

阿谭医生

小艾

5年？他们胆儿真大！不是说一两年就要查一次吗？

因为，从2007年起，他们就开始接种HPV疫苗了。到目前为止，在欧洲，HPV感染率已经下降很多。

阿谭医生

小艾

如果HPV检测呈阳性呢？

做液基薄层细胞学检测（TCT）。如果检测有异常，比如发现ASC-US、LSIL或更高级别的病变，做阴道镜检查及活检。

阿谭医生

菲菲

如果TCT显示正常，是不是就可以不用管啦？

不是！欧洲人是很严谨的。HPV检测结果异常，TCT结果正常，那到底有没有问题就成了一个问题！他们会做进一步的检查。

阿谭医生

具体而言，就是做HPV16、HPV18分型检测，P16染色检测或HPV的mRNA检测。此三者之中任何一项检测显示异常，都要做阴道镜检查和活检。只有这三项检测均正常，才可做出这样的判断——只是感染了HPV，发生病变的可能性不大，3年之后复查即可。

文静

欧洲人够严谨的，美国也是这样吗？

并不是。美国更加强调宫颈液基细胞学检查的重要性，但是推荐同时检测HPV。然而，在新一代HPV检测技术出现后，对于无症状、宫颈外观正常的女性，他们会通过检测HPV来预测发生宫颈癌的风险，即HPV检测的地位在逐渐提高。

阿谭医生

大勇

这样啊，TCT和HPV检测都快要打起来了吧？哈哈哈哈……

还真是这样！第三阶段，一决雌雄。HPV检测这么优秀，它自己也不想只是作为辅助措施被采用，而是希望成为首选初筛方法。于是，它就向"老大"TCT提出了一个尖锐的问题：作为初筛手段，到底谁更好？

阿谭医生

大勇

这是"逼宫"啊！宫廷戏里"逼宫"的妃子一般都会这样说："我腰比你细，胸比你大，脸比你白，腿比你长。为什么我不能当正宫娘娘，难道就是因为我比你晚进宫几年？"

小艾

你成天看的都是些什么宫廷戏……

大勇，你古装戏看得真多！为了回答这个问题，欧洲和美国都开展了大型的临床试验，我们暂且把这当作战役吧。其中，最著名的战役（实验）叫"雅典娜（ATHENA）战役（实验）"。

阿谭医生

文静

雅典娜不是战神吗？

大概设计这个实验的人也有这个心思。ATHENA这个名字来自实验题目*Addressing the Need for Advanced HPV Diagnostics*。该"战役"一共有42209名女性参与，目的是比较不同类型HPV感染状态的女性和细胞学检查结果不同的女性，在观察随诊3年后，发生CIN3及更严重病变的累计发生率。

阿谭医生

菲菲

阿谭老师，这太复杂了！您直接发战报吧！

第一次检查——也就是基线检查TCT阴性者，观察随诊3年后，发生CIN3及更严重病变的可能性低于1%，确切地说是0.77%！

阿谭医生

大勇

老大就是老大，这很牛了！

可是HPV检测的相关数据更牛！14种高危型HPV检测阴性者，3年后发生CIN3及更严重病变的可能性为0.33%，相比0.77%低了很多！这一结果是在4万多人的见证（统计学检验）

阿谭医生

下诞生的，当然具有统计学意义。

大勇

胜负已定！HPV检测不会得理不饶人，继续叫板"老大"吧？

这样的事还真发生了。HPV检测从另一个角度接着叫板：HPV阳性者3年后发生CIN3及更严重病变的可能性为9.63%，其中HPV18阳性者可能性为10.66%，HPV16阳性者可能性为25.23%，其他12种高危型HPV阳性者平均可能性为5.39%。

阿谭医生

大勇

HPV16和HPV18真是"坏蛋中的战斗机"啊！

我内心竟然无法反驳。尤其是HPV16，更是需要警惕。有一项研究表明，HPV16阳性但TCT正常的女性，发生CIN2及更严重病变的可能性是13.6%。换句话说，每8个HPV16阳性而TCT正常的女性中，就有1个可能发生CIN2及更严重的病变。

阿谭医生

文静

原来如此！我终于明白了！我表姐就是TCT正常但HPV16阳性，医生让她做了阴道镜检查。

阿谭医生

是的，对这样的人需要特别关注。基于这些结论，美国制定了过渡期的筛查指南：

14种高危型HPV均为阴性者可"依法放行"，但要定期复查；

HPV16、HPV18阳性者应"立即法办"，要及时做阴道镜检查及活检；

对于除HPV16、HPV18之外的其他12种高危型HPV阳性者，则要"区别对待"。如果细胞学检测阴性，1年后复查；如果细胞学检测阳性（ASC-US及以上），及时做阴道镜检查。

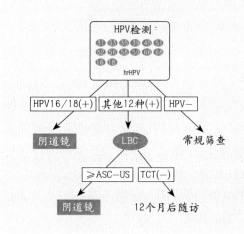

小艾

这个流程太好懂了！那HPV检测作为宫颈癌的初筛手段，得到承认了吗？

阿谭医生

得到承认了！第四阶段，成功上位！2014年4月，美国联邦食品与药品监督管理局（FDA）批准HPV分型检测用于宫颈癌一线初筛；澳大利亚紧随其后，也在当年4月宣布用HPV检测取代细胞学检查进行宫颈癌初筛；当年6月，加拿大批准HPV检测用于宫颈癌一线初筛。

文静

那TCT就这样退出宫颈癌筛查舞台了？

阿谭医生

并没有！2016年，美国妇产科学院（ACOG）发布157号实践公告：对于30~65岁女性，五年一次的TCT-HPV联合筛查仍是首选，或者每三年做一次TCT。对于25岁以上的女性，HPV单独筛查可以作为现有的以细胞学检查为基础的筛查方案的另一种选择。如果通过检测HPV初筛，应该参照美国阴道镜与宫颈病理协会（ASCCP）的筛查指南。

大勇

也是，都是为一个主子服务，何必争个"你死我活"！一个东宫，一个西宫，也不错嘛！哈哈哈哈……

我内心表示无法反驳。

阿谭医生

菲菲

我有一个问题，女性应从什么时候开始接受宫颈癌筛查呢？

很好的问题。不过今天上午没时间了，我们下午继续。

阿谭医生

什么时候开始做宫颈癌筛查

菲菲

阿谭医生，您还没告诉我宫颈癌筛查应该从什么时候开始呢？

大勇

难道不是从娃娃抓起？

阿谭医生

那也太早了。目前，在宫颈癌筛查方面，我们一直跟着美国走，跟着美国阴道镜与宫颈病理协会（ASCCP）的指南走，但人家的指南也是不断变化的。

最初，他们建议年满18岁或者性生活史满3年的女性都应该筛查。后来，他们又将筛查的起始年龄改为21岁。对于小于21岁的女性，即使已经有性生活，他们也不建议筛查。

菲菲

小于21岁的女性为什么可以不筛查？20岁左右的女性已经成年，有可能发生性行为。

阿谭医生

20岁左右的女性发生性行为的可能性很大，但是她们年轻，抵抗力很强。即使她们感染了HPV，也很容易把它清除掉，不太容易发生病变。有资料显示，小于21岁的年龄组宫颈癌发生率很低，仅有0.1%的宫颈癌发生于小于20岁的女性身上。也即，缺乏该年龄段筛查有效性的相关证据，故不建议筛查。可以说，在小于21岁的女性中进行宫颈癌筛查，并不能从实质上减少宫颈癌的发生。

大勇

嗯，只是不能再让她们愉快地玩耍了！

我内心竟然无法反驳你。

阿谭医生

文静

那21岁以上的女性如何筛查呢？

对于21～29岁的女性，建议采用细胞学检测筛查，每3年筛查一次。这个年龄段的女性高危型HPV感染率较高而宫颈癌的发生率较低。原因是这个年龄段的女性处于性活跃阶段，而且达到法定结婚年龄，发生各种故事的机会更多了。但是，从感染HPV到宫颈癌的发生需要一定的时间。所以这个年龄段的女性，有没有感染HPV不重要，重要的是有没有发生病变。所以，用TCT筛查就行。

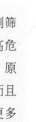
阿谭医生

文静

咦，您昨天不是说最好通过TCT和HPV检测进行联合筛查吗？

是的！但是对于这个年龄段进行联合筛查，提高了筛查的敏感性但降低了特异性，只能发现一过性HPV感染，并不能降低宫颈癌的发生率，反而可能增加阳性患者的焦虑和思想负担。最需要联合筛查的人群是30～65岁的女性。

阿谭医生

小艾

30～65岁的女性？这不就是"两癌"筛查主要的目标人群吗？

正是！30～65岁的女性最好每5年进行一次细胞学检测和HPV检测的联合筛查；或者每3年进行一次单独的细胞学检测。因为这一年龄段的女性，性生活史相对较长，有可能因为病毒感染发生病变，所以她们是最需要关注的人群。

阿谭医生

对于这一年龄段的女性，如果联合筛查为阴性，即TCT正常，而且没有感染HPV，未来4～6年发生高度病变的概率非常低。

文静

65岁以后是不是就不用筛查啦？

阿谭医生

原则上超过65岁的女性可以停止筛查，但必须满足以下条件：第一，过去10年连续3次细胞学检测均为阴性或连续2次联合筛查均为阴性；第二，最近一次筛查在5年之内；第三，没有高级别病变（也就是CIN2～CIN3）病史。

小艾

如果有过宫颈高级别病变怎么办呢？

阿谭医生

那至少在未来20年之内都要继续筛查。换句话说，基本不存在65岁这个年龄上限。

大勇

这真是生命不息，筛查不止！

阿谭医生

我仍然表示无法反驳。

菲菲

如果发现感染了HPV怎么办呢？那是不是就离宫颈癌很近了呀？

阿谭医生

不是的！感染了HPV并不意味着一定会得宫颈癌。今天咱们到此为止，明天我再回答你这个问题。

附：不同人群宫颈癌筛查建议

人群	推荐筛查方法	建议
<21岁	不筛查	
21～29岁	每3年进行一次细胞学检测筛查	
30～65岁	每5年进行一次联合筛查（最佳），或每3年进行一次细胞学检测筛查（可接受）	单独进行HPV检测筛查
>65岁	既往筛查有足够阴性结果可终止筛查	有过高度病变史者，经治疗后继续筛查不少于20年
子宫切除后	无须筛查	有高度病变史者，继续进行细胞学检测单独筛查不少于20年
接种疫苗后	同未接种人群	

感染了HPV就一定会得宫颈癌吗

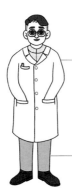

高危型人乳头瘤病毒（HPV）持续感染与宫颈癌的发生的确具有因果关系，但需要特别注意的是，前者只是后者的必要条件，而非充分条件！

感染了HPV就一定会得宫颈癌吗

菲菲

阿谭老师，感染了HPV就一定会得宫颈癌吗？

阿谭医生

当然不是！高危型人乳头瘤病毒（HPV）的持续感染与宫颈癌的发生的确具有因果关系，但需要注意的是，前者只是后者的必要条件，而非充分条件！

大勇

我逻辑学得很差，充分必要条件啥的早还给老师了。您能不能讲得通俗点儿？

阿谭医生

这样说吧，发生宫颈癌的前提条件是感染HPV。如果一个女性一辈子都没有感染HPV，那么她这辈子就不会得宫颈癌。但是，并不是说只要感染了HPV就一定会得宫颈癌。即使感染了HPV，大多数人是不会得宫颈癌的，只有很少一部分人会得。

文静

什么人容易感染HPV且在什么情况下容易得宫颈癌呢？

阿谭医生

任何疾病的发生都是病原体与人体免疫系统博弈的结果。以前认为，宫颈癌的高危因素包括初次性生活过早、性生活频率高、多个性伴侣、性乱、特殊职业者、HPV感染、单纯疱疹病毒感染、吸烟、酗酒、吸毒、熬夜、缺乏锻炼等。

大勇

要记住这么多高危因素，臣妾做不到啊！

阿谭医生

其实，这些很好记。这些因素基本可以分为两类。一类可增加女性遭遇HPV的风险；另一类可降低女性自身的免疫功能。这些因素的综合影响会招致HPV的持续感染和宫颈癌的发生。

菲菲

HPV感染很常见吗？

阿谭医生

是的，HPV感染非常常见，几乎和感冒的发生差不多。资料显示，有性生活的女性终身累计感染率为40%，甚至有报告显示高达80%！换句话说，只要是女人，几乎都有感染HPV的可能。

大勇

太可怕了！一旦感染HPV，岂不就糟糕啦？！有的是在青春年少时，有的是在风韵犹存时，有的是在夕阳正红时……

阿谭医生

不至于。超过80%的HPV感染会在8~12个月内被机体的免疫系统自然清除，只有很少一部分会发展成为持续性感染。而在发生持续感染的人中，也只有少数人会发展成宫颈癌前病变，然后又是只有少数人会发展成为癌。所以，对大多数人而言，感染了HPV病毒，就像"宫颈得了一场感冒"一样，真的没有多大事儿。

小艾

像宫颈得了一场感冒？这个比喻好形象。阿谭老师，这个提法是您的原创吗？

阿谭医生

有人以为是，本人也想是，可惜真不是！有个外国人写了一本书，这本书名叫*Your Cervix Just Has a Cold*。这个名字翻译成中文就是《你的宫颈感冒了》。我手里就有这本书。这是很好的一本书，我在这里"安利"一下。

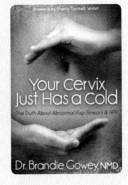

小艾

回头您借给我看看呗。在不理想的状况下，从感染HPV到发展成为宫颈癌需要多久？

阿谭医生

高危型HPV的致癌过程是相当漫长的，从HPV感染到持续感染到癌前病变再到癌症通常要

8～10年时间。在此期间感染者可能自愈，也可以通过治疗而终结这个进程。可以说，只有超级顽强的HPV和超级粗心的"主人"，才会造成灾难性后果。实际上，这几天听完我的介绍后，你们得宫颈癌的可能性就很小很小了。甚至可以说，你们已经避开宫颈癌了。

菲菲

万一感染了HPV，怎么才能把它清除掉呢？

阿谭医生

通常认为，一过性HPV感染不需要治疗，持续性HPV感染需考虑治疗。可以说，HPV的清除主要在我们自身，还没有特别有效的治疗办法。说到清除HPV，宫颈局部使用干扰素会有一定效果，某些增加免疫能力的措施也可能有效。当然，更有效的是治疗因感染导致的宫颈病变，此所谓"治病即治毒"。

文静

那HPV持续感染导致的宫颈病变怎么治疗呢？

很好的问题。我们下午继续。

阿谭医生

宫颈癌前病变如何处理

文静

阿谭医生，您快说说宫颈癌前病变怎么处理吧？

阿谭医生

这是必须要讲的问题。实际上，及时、正确地处理宫颈癌前病变，将宫颈癌扼杀在萌芽状态，正是宫颈癌二级防控策略中除了筛查之外最重要的内容。

文静

阿谭老师，您说的癌前病变，是不是前两天您讲的宫颈上皮内瘤变——CIN？

小艾

没错，就是那个。

宫颈癌前病变是通俗叫法，宫颈上皮内瘤变（CIN）是专业叫法。前几天我已经讲过，CIN可分为CIN1、CIN2和CIN3。尽管现在提倡将CIN1称为低级别病变，将CIN2和CIN3统称为高级别病变，但我们在临床上还是习惯用宫颈上皮内瘤变（CIN）来称呼宫颈癌前病变。

阿谭医生

菲菲

阿谭医生，我听了您的课之后赶紧让家里人去筛查。结果，我小姨前两天到医院检查时，发现有CIN。您说她该怎么办呢？

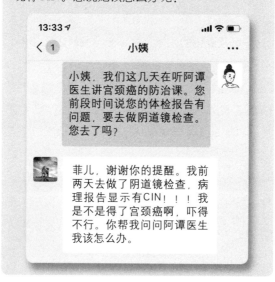

阿谭医生

坦白地说，在没有得到你小姨更多的诊断信息之前，我没法给出答案。因为CIN的处理除了要考虑病变的严重程度外，还要根据病人的年龄、生育要求、TCT结果、阴道镜检查是否满意等因素综合考虑。

大勇

阴道镜检查还有满意不满意一说？这服务评价体系真到位！

阿谭医生

这个有点儿太专业了，但我还是要讲一讲，因为这和我后面要讲的CIN的处理方式有关系。

所谓阴道镜，其实就是一个放大镜。在放大镜的帮助下，宫颈病变更容易被医生识别。举个不恰当的例子，无论你的皮肤看上去多么细腻，我拿放大镜一看也是千沟万壑、藏污纳垢。做阴道镜检查的时候，医生最需要看的是宫颈柱状上皮和鳞状上皮移行带（也称为转化区）。这里是最容易发生宫颈病变的地方。如果能完全看到这个区域，即阴道镜检查满意或者充分。如果完全看不见，即阴道镜检查不满意或不充分。

小艾

这里的满意意味着什么？

阿谭医生

这里的满意的潜台词是，宫颈最容易发生病变的地方医生看到了，而且在此取了标本做活检，隐藏着更重病变的可能性不大。相反，不满意的潜台词是，尽管取了标本做活检，但最容易发生病变的地方医生没有看到，可能隐藏着更重的病变。在出具报告的时候，医生还会用Ⅰ型、Ⅱ型或Ⅲ型转化区来标示检查结果，对应的是转化区完全可见、部分可见或不可见。

小艾

CIN并不是癌，用药物治疗或者只是持续观察就可以了，对吗？

阿谭医生

不完全对。通常来说，对于多数低级别病变，也就是CIN1，只是持续观察或者用药物治疗即可，因为65%的CIN1会自行愈合。但对于高级别病变，也就是CIN2和CIN3，药物治疗或者持续观察效果并不好，需要积极处理。

小艾

如何积极处理？

可以进行破坏性治疗。也就是说，用各种物理或者化学方法处理病变位置，具体的治疗方法有激光治疗、微波治疗、冷冻治疗、海扶治疗、光动力学治疗等。另外，也可以采用切除的方法，将病变的部分切除，比如宫颈锥形切除、宫颈高频环形电圈刀切除（LEEP）等。

阿谭医生

小艾

哪一种方法更好呢？

各有利弊。处理宫颈病变需要考虑是否会遗漏病变的问题。破坏性治疗会将病变位置破坏，导致无法取到标本，也就失去了再次诊断的机会。而切除性治疗可取到标本做病理检查，病人因而就有再次诊断的机会，这样遗漏更严重病变的可能性就小一些。

阿谭医生

小艾

如此看来，还是切除性治疗更好。

阿谭医生

也不能这么说，因为我们还要考虑治疗对宫颈结构和功能的影响。通常而言，对于宫颈的任何治疗性操作都有可能不同程度地影响宫颈的功能，增加患者怀孕后流产和早产的危险。相对而言，腐蚀性治疗在这方面的影响小一些，切除性治疗的影响大一些。其中，锥形切除比LEEP负面影响更大一些，因为前者切除深度更甚。

菲菲

我小姨回我微信了。她28岁，还没有要宝宝。

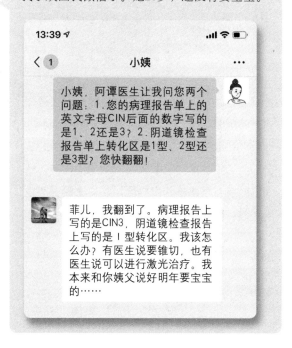

13:39

‹ 1　　　　　小姨　　　　···

小姨，阿谭医生让我问您两个问题：1.您的病理报告单上的英文字母CIN后面的数字写的是1、2还是3？2.阴道镜检查报告单上转化区是1型、2型还是3型？您快翻翻！

菲儿，我翻到了。病理报告上写的是CIN3，阴道镜检查报告上写的是Ⅰ型转化区。我该怎么办？有医生说要锥切，也有医生说可以进行激光治疗。我本来和你姨父说好明年要宝宝的⋯⋯

这下我基本上可以给出建议了。对于CIN2和CIN3，到底是进行腐蚀性治疗还是切除治疗，应根据转化区的类型以及有无生育要求做判断。你小姨是I型转化区，阴道镜检查充分，这意味着她不太可能存在更重的病变。与此同时，她还没有孩子。因此，可以考虑激光治疗、微波治疗、冷冻治疗、射频治疗等。然后，让她3个月后复查。如果正常，让她尽快考虑怀孕。

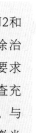

阿谭医生

大勇

我二婶是您"粉丝"，知道我在听您讲课，也给我发了微信。她46岁，检查报告显示为CIN3、Ⅲ型转化区。我堂弟都20岁了，我二婶不可能要小孩了，她应该怎么办呢？

毫无疑问，她应该做切除性治疗，如宫颈锥切。她的检查报告显示为Ⅲ型转化区，尽管做了活检，但她有可能存在更重的病变。所以，她不能做腐蚀性治疗，需要切除病变，以进一步做病理检查。

阿谭医生

文静

阿谭老师，我大舅妈45岁，也是您的"粉丝"。她的活检结果显示病变级别为I级（CIN1）。您说过，CIN1有可能自愈。可当地医院的医生居然让她锥切，这是不是不靠谱啊？

阿谭医生

也不一定不靠谱。你让她把她的TCT结果发给你。噢，今天太晚了，我给你点儿参考资料，你自己先看看。明天，我再回答你的问题。

附: 宫颈上皮内瘤变1级（CIN1）的处理

如何处理CIN1? 这一问题看似简单，回答起来却颇为复杂。医生虽能迅速告知你答案，但你若想搞明白医生给的处理方案，需要懂得很多背景知识。

首先，你要看得懂宫颈细胞学检查（TCT）结果。TCT的结果，报告比较繁杂，可分为3类。

1.大致正常。具体指检查报告显示正常，未发现恶性细胞、良性反应性改变、炎症等。

2.细胞学的低级别病变。具体指发现了意义不明的非典型鳞状细胞（ASC-US）、鳞状上皮低度病变（LSIL）等。

3.细胞学的高级别病变。具体指发现了鳞状上皮高度病变（HSIL）、鳞状细胞癌（SCC）、腺癌等。

其次，你要能看明白阴道镜检查结果。阴道镜检查结果基本分为满意和不满意两种。

1.满意。这意味着，宫颈的柱状上皮和宫颈的鳞状上皮交界的部位（此部位称为移行带，是最容易发生宫颈癌前病变的部位）被检查医生看到，而且医生在这个部位取了活体组织做病理检查。那么，可以大胆假设，宫颈上存在比CIN1更重病变的可能性很小。

2.不满意。这意味着，由于种种原因医生无法看到移行带，无法在这个部位取样本活检。那么，就要怀疑宫颈上可能存在比CIN1更重的病变。

最后，你需要了解各种针对宫颈病变的治疗方法的优点和缺点。

1.随诊观察。不做治疗，定期复查。

2.物理治疗。具体方法有冷冻治疗、激光治疗、电烙治疗、射频治疗、冷凝治疗等。优点是操作简单，门诊就可进行；缺点是不能获得组织标本。

3.手术治疗。一般是圆锥形切除一部分宫颈组织。此手术称为"宫颈锥形切除术"，简称"宫颈锥切"。优点是能够提供标本做进一步检查，以发现可能存在的更严重的病变；缺点是创伤稍大，需要住院。

搞明白这些信息，就能看懂医生给的处理方案，甚至能和医生商量着选择最优方案。以下分两种情况说明CIN1的处理方案。

第一种情况：细胞学检查和阴道镜检查结果相符。

如果细胞学检查（TCT）报告低级别病变，如ASC－US或LSIL，而阴道镜活检结果是CIN1。也就是说，两者结果相符。那么，如何治疗主要取决于是否合并相关症状。如果合并同房后出血、宫颈呈糜烂外观，可以进行物理治疗，如激光治疗；如果没有症状，仅仅是常规体检发现问题，就不需要治疗，定期复查即可。

第二种情况：细胞学检查和阴道镜检查结果不符。

此种情况，即细胞学检查（TCT）报告HSIL或AGC，但阴道镜活检结果为CIN1。若阴道镜检查提示不满意，最好进行宫颈锥切。若阴道镜检查满意，但合并有宫颈糜烂外观、同房后出血等，可以做激光治疗；如果没有症状或宫颈光滑，可定期复查。

宫颈锥切是怎么回事

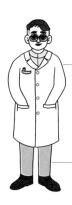

　　宫颈锥切是宫颈锥形切除术的简称，就是圆锥形地切除宫颈的一部分，完整地切除容易发生病变的宫颈柱状上皮和鳞状上皮的移行带，然后做全面的病理检查。

上午 宫颈锥切的前世与今生

文静

阿谭医生，我看了您给的资料。资料里提到了宫颈锥切，它是一个什么样的手术啊？

菲菲

对呀，对呀，听起来好吓人呀！

宫颈锥切是宫颈锥形切除术的简称，就是圆锥形地切除宫颈的一部分，完整地切除容易发生病变的宫颈柱状上皮和鳞状上皮的移行带（见下页图），然后做全面的病理检查，以确定宫颈病变的性质和严重程度。

阿谭医生

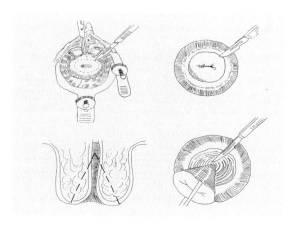

文静

这个手术很复杂吗?

小艾

一点儿都不复杂。

没错，这个手术并不复杂，但它是一种很有意义的手术，既有诊断作用，又有治疗作用，是宫颈癌二级防控策略中的一个关键手术。甚至曾有权威观点认为，一家医院开展的锥切术的量在某种程度上体现了该医院诊治宫颈癌的规范程度。

阿谭医生

大勇

哇!

117

菲菲

切除了宫颈会不会影响怀孕和性生活啊？
怕怕……

阿谭医生

锥切术切除的宫颈大概占整个宫颈的1/4至
1/3，不会影响以后的性生活，也不会影响怀
孕。然而，由于宫颈的结构会受到一定破坏，
所以可能一定程度增加流产和早产的风险。有
人担心锥切会影响宫颈内口机能，实际上一般
切不了那么深。而且，与没有做过宫颈锥切的
人相比，做过宫颈锥切的女性在怀孕后会更小心，
所以宫颈锥切术基本不会引起流产和早产。

小艾

阿谭医生，具体来讲，哪些人需要做宫颈锥切呢？

阿谭医生

第一种情况昨天我们讲过。对于宫颈高级别病
变（也就是CIN2、CIN3），若患者很年轻、
还没有生育，且阴道镜检查满意——为I型转
化区，可做宫颈物理治疗（破坏性治疗），此
外一般建议做宫颈锥切。90%的CIN3患者通过
宫颈锥切可治愈。
第二种情况是，阴道镜活检结果为宫颈原位癌
但不排除有间质浸润。

第三种情况是，阴道镜活检结果为有间质浸润但浸润深度和宽度不清楚。我们之前讲过，浸润深度和宽度与I期宫颈癌的精细分期有关，与不同的治疗选择也有直接关系。

还有一种情况则更为特殊，那就是细胞学检查结果与阴道镜活检结果不符。

结果不符？还有这种情况？

菲菲

的确有这种情况。比如，细胞学检查结果为高级别鳞状上皮内病变，但阴道镜活检结果为低级别病变（CIN1），甚至只是普通炎症。这时就需要宫颈锥切来做最后的判断。

阿谭医生

CIN1！您终于讲到我大舅妈问我的问题了，我要好好记下来！

文静

很好。我这就来回答你的问题。如果活检结果为CIN1，同时阴道镜检查充分——为I型转化区，而且此前TCT结果为ASC-US或者LSIL，

阿谭医生

也就是说细胞学检查和阴道镜检查都提示病变不重，是持续观察还是治疗取决于患者是否有白带多、反复的阴道炎、同房后出血等情况。如果没有相关情况，可以观察，因为65%的CIN1会自然痊愈。如果有相关情况，或者宫颈有糜烂样外观，可以做激光、微波、冷冻等治疗。原则上，对于CIN1，不推荐做锥切。

小艾

阿谭老师，我一听"原则上怎么怎么样"，就觉得有商量的余地。那在什么情况下CIN1必须做锥切呢？

阿谭医生

这就是刚刚说的那种情况，细胞学检查与阴道镜检查结果不符！什么意思？如阴道镜活检结果为CIN1，但TCT结果为ASC-H、HSIL甚至SCC或AGC，或者阴道镜检查时为Ⅱ型或Ⅲ型转化区，这种情况下的CIN1，就需要做锥切！

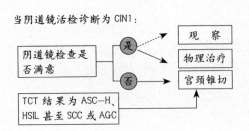

当阴道镜活检诊断为CIN1：

文静

哇，小小一个锥切，居然有这么多讲究。我大舅妈给我发微信了，她的TCT结果是HSIL。

那请你告诉她，她应该去做锥切。

阿谭医生

文静

好的，我知道了。但她又给我发微信，问了我一大堆关于宫颈锥切的问题。她问做哪种方式的锥切更好？

好的，我来回答她！今天上午，咱们到此为止，我下午给你们详细讲一下宫颈锥切。

阿谭医生

下午　再说宫颈锥切

文静

阿谭老师，我大舅妈催我啦，您快讲讲做哪种宫颈锥切更好！

阿谭医生

好的！宫颈锥切有好几种方法，如传统的冷刀锥切（CKC）、高频环形电圈刀环形电切（LEEP）、激光锥切、普通电刀锥切等。

大勇

冷刀？难道是手术前先把刀冷冻一下？这样就不疼了是吗？

不是这样！所谓冷刀，就是传统的手术刀。传统手术刀切割时并不产生热量，所以叫作冷刀。

阿谭医生

菲菲

我听说LEEP是一种更先进的锥切方式？

阿谭医生

它是一种新的方式，但未必更先进。冷刀锥切术被认为是宫颈锥切的"金标准"，它的优点是可以一次性切除足够大的、完整的宫颈标本，用于组织病理学诊断，边缘病变的切净率较高。而且，由于使用冷刀切除不会产生热量，切缘组织因此不会因电热反应遭到破坏，病理学家更容易判断边缘有没有病变。冷切切除的缺点是手术相对复杂，需要麻醉，需要在手术室进行，而且出血也比较多。

小艾

那LEEP有什么优势和劣势呢？

阿谭医生

LEEP的优势是操作相对简单，在门诊就可以进行，一般都不需要麻醉。而且，这种手术是边切边凝，所以出血比较少。缺点是切缘容易遭到破坏，从而影响病理诊断。另外，手术时间也较长。

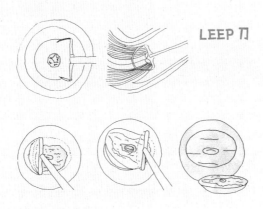

LEEP 刀

大勇

那怎么选择呢？是冷刀锥切，还是LEEP？我二婶也问了这个问题。

阿谭医生

其实，到底是选冷刀锥切还是LEEP，没有绝对的标准。通常认为，如果是CIN3，除非患者很年轻、需要生育，最好还是冷刀锥切。如果是宫颈原位癌不排除外浸润或者浸润深度不详，也建议做冷刀锥切，以便于判断切缘、明确诊断。如果是CIN2，因为病变不重，切缘情况如何不是很重要，可以考虑LEEP。所以，文静的大舅妈还是选冷刀锥切好一些。

文静

谢谢阿谭医生！我大舅妈又问，她年龄不小了，不能生育了，能不能干脆把子宫切了？

阿谭医生

你告诉你大舅妈，不能这样。一方面，如果不进行干预，癌前病变经过较长时间（平均5~8年）后，可能发展成癌，但它目前毕竟不是癌！同时，宫颈病变说到底只是宫颈的问题，除非发展成晚期宫颈癌，一般不会累及子宫体。因此，大多数情况下只对宫颈进行锥切就足够了，没有必要切除子宫。国际上关于宫颈病变的权威治疗指南认为，子宫切除不能作为CIN的首选治疗方式使用。

大勇

原来如此，那另一方面呢？

阿谭医生

另一方面，对于某些早期的宫颈癌（如Ia1期、Ia2期、Ib1期等），如果直接将子宫切除，术后病理检查结果如为Ia1期宫颈癌，这种手术方式是可以的，因为全子宫切除这种手术方式刚刚好。但是，如果术后病理检查结果为Ia2期或Ib1期，那就很被动。因为，在这种情况下仅仅做全子宫切除是不够的，还要切除子宫旁有潜在转移可能的组织（即要做根治性子宫切除）。做补救手术非常困难，容易发生副损伤，如膀胱、输尿管损伤等。

文静

我明白了，我赶紧告诉她。不过，她又问锥切后需要注意哪些问题？老师您能告诉我一下吗？

这个问题比较小众，我就不在这里展开讲了。我回头发给你一篇文章，你转给你大舅妈，让她自己慢慢看。

阿谭医生

附：宫颈锥切手术后需要注意哪些问题

宫颈锥切虽为小手术，但术后仍可能出现一些问题。总的来讲，宫颈锥切后要注意以下一些问题。

一、残端出血

曾有报告称残端出血的发生率高达30%。不过，通过对手术操作步骤进行改进，目前发生率不到2%。早期出血多因创面电凝结痂脱落或结扎不紧所致，所以患者在宫颈锥切手术后早期应少活动（而一般手术鼓励患者术后尽早活动）。术后2周左右出血多是缝线吸收、张力消失所致。创面感染也可引发或加重出血。对于锥切后出血的患者，轻者（少于月经量）可观察并使用止血药物；重者需进行检查，找出出血部位压迫止血，必要时进行缝合。

二、创面感染

发生率为5%左右。为了预防创面感染，手术前应检查阴道清洁度、治疗已经存在的阴道炎症，术后可适当使用抗生素。患者术后1周开始冲洗阴道，以减少创面感染并促进愈合。起初可用一些药物稀释后冲洗，2周后用凉开水冲洗即可。可用市场上销售的专门的妇科冲洗器具。通常需要冲洗2～3个月，但月经期不能冲洗。

三、宫颈管狭窄

发生率大约为4%。患者需要注意术后的月经情况，如果出现经血不畅或腹痛，应及时就诊，必要时行宫颈管扩张术。

宫颈癌的一级防控

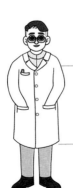

宫颈癌的一级防控策略除了接种相关疫苗（人乳头瘤病毒疫苗）外，还有生活方式的调整。

上午 三说宫颈锥切

菲菲

阿谭医生，听了这几天的课，我对宫颈癌的二级防控已经了解得比一般人多多了。但我还想问您一个问题，锥切后是不是就没事了？

阿谭医生

不是。锥切手术后，患者会收到病理报告。然后，患者要尽快找医生解读。这就涉及锥切后的处理策略。这的确是医生的事儿，我们可以不管。但是，既然大家都听了几天的课，不妨深入了解一下。

文静

是啊，这可是癌！我们不但要知其然，还要知其所以然。

你有这个认识，值得表扬。锥切后的处理策略主要基于病理报告，同时参考阴道镜检查结果，并结合患者年龄、生育要求、切缘情况、随诊条件、社会因素等综合考虑。

阿谭医生

这么复杂！我是搞不明白了，这有些挑战我的智商。

大勇

这也没那么严重，就是看起来有点儿复杂而已。通常而言，可以把锥切后的病理报告分为4类：CIN2及更轻的病变，CIN3和原位癌，宫颈癌Ia1期，宫颈癌Ia2期和Ib1期。

阿谭医生

Ia1、Ia2、Ib1，都是些什么鬼？

菲菲

阿谭老师曾经讲过，你都忘啦？

小艾

噢！我想起来了，那次因为听不懂我就溜号去冲速溶咖啡了。

菲菲

没关系！我重复一下也是应该的，因为重复是强调重要性的不二法宝，"重要的事情要说三遍"。而且，这也显示了锥切的重要性。宫颈癌期别不同，主要是因为它们的浸润深度和宽度不同，而它们的浸润深度和宽度是通过显微镜对锥切标本的测量得来的。

阿谭医生

小艾

它们到底是怎么区分的呢？

所谓Ia1期，就是肿瘤细胞突破基底膜进入间质后，浸润深度不超过3毫米（含）、宽度不超过7毫米（含）。Ia2期指浸润深度超过3毫米但不超过5毫米（含）、宽度不超过7毫米（含）。Ib1期指浸润深度超过5毫米、宽度超过7毫米。这就是锥切所能诊断出来的最严重的病变了。

阿谭医生

小艾

老师，不是还有Ib2期、Ⅱ期、Ⅲ期、Ⅳ期吗？

阿谭医生

当然有！但是，对于这些肉眼可见的病变，就不需要阴道镜检查了，一般也不需要进行锥切，直接取一块组织进行活检就行了。我前面说，浸润深度超过5毫米、宽度超过7毫米的宫颈癌为显微镜下的Ib1期。肉眼就能看见的肿瘤，如直径不超过4厘米，也为Ib1期。

小艾

记住了！对这些不同的情况，该如何处理呢？

大勇

我是谁？我在哪儿？你们说的我怎么一个字都听不懂！

文静

我竟然难得地跟你产生了共鸣！

菲菲

我……哎……不说了……都是泪。

阿谭医生

如果锥切病理报告显示局灶CIN3（病理样本一两个点为CIN3）、CIN2或更轻的病变，绝大部分病人定期复查就行了。

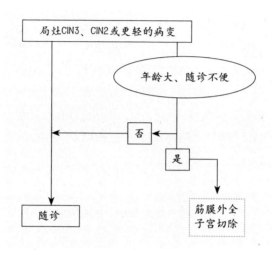

局灶CIN3、CIN2或更轻的病变

年龄大、随诊不便

否 ← 是

随诊

筋膜外全子宫切除

大勇

怎么随诊？您讲点儿我们能听懂的吧！

阿谭医生

你别着急，我后面会讲。对于广泛的CIN3、原位癌（侵犯宫颈上皮全层但没有突破基底膜进入间质），如果切缘干净，也就是说病变被完全切净了，那么患者只要定期复查就行。有生育要求的患者可以在手术后6个月开始备孕。

如果患者无生育要求、恐癌心理重、随诊条件差，也可以考虑做全子宫切除，这样宫颈及其病变就完全被切除了。但是，阴道残端仍然有感染HPV和发生病变的可能。

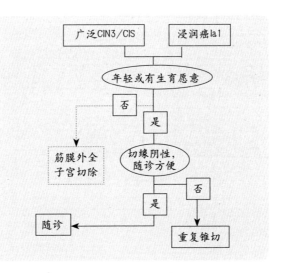

那Ia1期的宫颈癌怎么处理呢？

小艾

阿谭医生

Ia1期意味着患者已经得癌了，尽管是早期，但也有复发和转移的可能。此时，除非患者年轻、有生育要求，最安全的做法是进行全子宫切除。然而，如果患者年轻、有生育要求，就要慎重考虑了。如果切缘干净，而且淋巴没有受累，那就定期复查，术后6个月开始备孕，等生育完毕后再进行进一步的治疗。

如果切缘不干净或者有淋巴受累怎么办呢？

小艾

那就要重复锥切。如果有淋巴受累，病情相对严重一些，不仅要重复锥切，还可能得清扫盆腔淋巴结。

阿谭医生

小艾

更严重的Ia2期、Ib1期宫颈癌呢?

这就比较麻烦了。对于Ia2期、Ib1期宫颈癌，通常建议做广泛子宫切除，即根治性子宫切除。这种手术方法，除了要切除发生病变的宫颈外，还要切除子宫，以及可能发生转移的子宫旁组织和盆腔淋巴结，甚至位置更高的腹主动脉旁淋巴结。如果患者年龄大或有严重的内科合并症，可以进行放化疗。

阿谭医生

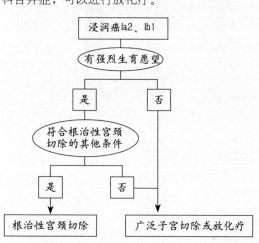

小艾

可是，这不是宫颈癌第三级防控策略的内容吗？

你说得不错。对宫颈癌的治疗确实属于三级防控的内容，已经超出二级防控的范围。好了，我打住！

阿谭医生

文静

等等，老师！您还没有回答我的问题呢。您说的复查，多久一次？我大舅妈又问了！

很好，这个问题值得讲。我们一般这样建议。手术后的第一年，每3个月复查一次。如果正常，第二年，每半年复查一次。如果正常，第三年以后，每年复查一次，至少坚持20年。

阿谭医生

文静

那每次复查都要检查什么项目呢？

阿谭医生

术后3个月第一次复查，只做TCT就行了。术后半年复查的时候，要做TCT和HPV检测。术后9个月复查时，只做TCT。术后一年及以后，每次复查都要做TCT和HPV检测。如果有异常，可以做阴道镜检查及活检。

关于宫颈癌的二级防控，我就讲到这里。下午我开始讲一级防控。

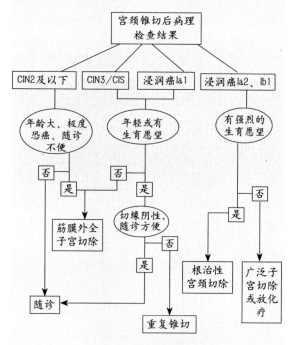

宫颈锥切后处理流程

下午 宫颈癌的第一道防线之生活方式调整

菲菲

> 阿谭医生，您说下午开始讲阻击宫颈癌的第一道防线，这第一道防线指的就是最近炒得很热的预防宫颈癌的疫苗吧？

阿谭医生

> 不完全是！宫颈癌的一级防控策略除了接种疫苗（人乳头瘤病毒疫苗）外，还有生活方式的调整。

大勇

> 生活方式的调整？怎么调整啊？不抽烟，不酗酒，不吸毒？撸铁，暴走，跳广场舞？

阿谭医生

你别笑，真包括这些！前面我们讲过，很多疾病尤其是传染性疾病都是外界病原体与人体免疫防御系统相博弈的结果。吸烟、酗酒、吸毒、熬夜等会损害人的免疫防御功能，促进疾病的发生、发展。尤其是熬夜，现在年轻人普遍熬夜。对于女性，熬夜除了会损害免疫功能外，还会损伤卵巢功能，引发月经不调、排卵异常，甚至引发多囊卵巢综合征等疾病。

小艾

熬夜这么可怕？可我一个医学生怎么可能不熬夜！

阿谭医生

你最好还是别熬夜。其实，进入信息时代后，很多人熬夜并不是在工作，而是在"批阅"微信朋友圈，在看各种小视频，在点赞、评论、聊天，一不小心就睡得晚了。你们说是不是这样？

大勇

阿谭医生，您是不是在偷窥我的生活！我的确如此！

阿谭医生

哈哈！生活方式的调整除了要戒掉不良嗜好和习惯、加强锻炼外，更重要的是要减少和HPV接触的机会。

文静

我知道，就是要洁身自爱，避免多个性伴侣和性乱，是不是？

阿谭医生

洁身自爱说起来容易，做起来困难。理想很丰满，现实很骨感。为什么呢？性成熟之后，在高水平性激素的冲击之下，在声色光影的诱惑之下，年轻男女越来越容易发生特殊故事。情不自禁，情有可原。

大勇

哈哈哈哈……@菲菲

阿谭医生

是的，这也是人性。但女性必须知道，对于男女双方而言，虽然特殊故事带给双方的愉悦是相似的，后果却有所不同，尤其是在无保护的情况下。女生除了要承担意外怀孕的风险，感染HIV的可能性也高于男生，并且要独自承受HPV感染及其导致的严重后果——宫颈癌。

菲菲

男生就不会感染HPV吗?

大勇

? ? ?

男人也会感染HPV，但是由于他们的生理解剖结构与女人不同，病毒很难在他们的"身子"上长期存留，也不太容易引起疾病。当然，那些一辈子只洗一两次澡或者每天都不洗就睡的男人除外。

阿谭医生

大勇

不对呀！阿谭老师，网上有人说美国影星迈克尔·道格拉斯说他之所以得上喉癌是因为为女生"服务"时"咬"来了病毒。

你在这方面倒是知识渊博，哈哈。是的，凡事都有例外，我们在此就不讨论了。从某种程度上讲，想让这种事故不发生，创意很好，但可行性差。不如退而求其次，把希望寄托在一种特殊的"玩具"身上。

阿谭医生

大勇

玩具？！我明白了，是在"玩乐"中使用的器具——安全套吗？

阿谭医生

是的！事实已经证明，安全套除了可以有效避孕之外，还能很大程度上阻断HIV的感染，一定程度上阻断HPV的感染。该"玩具"适用于特殊人群，也适用于普通人群。

文静

什么是特殊人群？什么是普通人群？

阿谭医生

曾经有一个专家问，HIV和HPV在什么样的人群中更容易传播？是阿姆斯特丹运河边上的特殊工作者，还是写字楼里的白领、金领？

菲菲

那还用说，傻子都知道，是特殊工作者！

阿谭医生

未必！请好好体会下面这段话。在特殊行业中，人们通常会严格坚守"ISO9001标准——无套不欢"。这是红线，因为双方都知道危险。在普通人群中则没有"行业标准"，双方都默认对方是健康的，很大概率是安全的，很多时候并不知道危险就在身边。

菲菲

是啊！我在网上看到，有人染病后想报复社会，便恶意传播疾病！

是的。天下没有免费的午餐，也没有免费的"晚宴"。任何情况下，危险和安全都不是绝对的，只是相对的。

阿谭医生

文静

阿谭老师，您能给女生几句勉励吗？最好是诗意一点儿的勉励。

爱爱，可以有。
套套，必须有。
可以防艾——艾滋病。
可以防癌——宫颈癌。
如果，
    男生说——

阿谭医生

隔一层，隔千里！
你就回——
　　隔你妹！
这不是爆粗，是请他，
像用对待亲妹妹一样的感情，
爱护你！

人乳头瘤病毒疫苗是如何诞生的

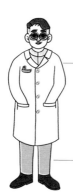

　　人乳头瘤病毒疫苗的诞生，背后有一段非常曲折的故事。而说到人乳头瘤病毒疫苗的故事，我们不得不再次提到之前讲过的楚尔·豪森。

人乳头瘤病毒疫苗的诞生

菲菲

阿谭医生，昨天您说要讲人乳头瘤病毒疫苗的故事，结果跑题了。今天，您总该给我们讲了吧？

阿谭医生

没问题！说到HPV疫苗的故事，不得不再次提到我们在前面提过的楚尔·豪森先生。

20世纪80年代，确切地说是1984年，豪森成为德国癌症研究中心主管后，曾多次游说德国的一些制药企业，希望一起研制HPV疫苗。豪森说，HPV的结构简单，研制疫苗成功率很大。

大勇

豪森先生的意思就是："土豪，我们一起做朋友吧！"哈哈哈哈……

阿谭医生

差不太多！意思就是，你们出钱，我出力。但这些制药企业不以为然，拒绝了豪森的邀请，说世界上还有更重要的问题亟待解决。也是啊，那个时候，豪森提出的"HPV是宫颈癌的致病元凶"的理论还没有得到学术界承认。在这种情况下，哪个制药公司愿意在没有把握的事情上投入大把银子呢？只是历史跟这些公司开了一个大大的玩笑，这些公司后来需要研制和服用一种特殊药物。

文静

什么药?

阿谭医生

就是后悔药！每天三次，一次三片。
是啊，HPV疫苗可是人类历史上第一种接近真正意义上的疫苗的癌症疫苗啊！

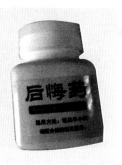

大勇

哈哈哈哈哈……

小艾

后来，这些企业研制HPV疫苗了吗?

阿谭医生

应该没有！所幸世界上总有眼光高远的科学家和科研机构，终于有人开始了HPV疫苗的研究。在HPV疫苗的研发历史上，我们需要记住下图中的这两个人。左边是澳大利亚学者弗雷泽教授，右边是中国学者周健博士。他们在20世纪90年代末成功研制出了HPV疫苗。2012年，弗雷泽教授是当年诺贝尔生理学或医学奖获奖呼声最高的人。然而，历史再次让人意外，当年的诺贝尔奖获得者并没有他。

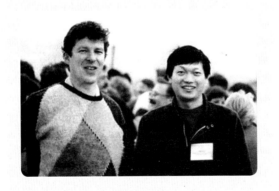

菲菲

煮熟的鸭子飞了，好遗憾啊！

阿谭医生

还有更遗憾的！右边这位周健博士，在疫苗研制成功不久，年仅42岁之时就英年早逝。周健博士是浙江人，现在温州医科大学校园内有他的雕像……

文静

真是天妒英才！那HPV疫苗到底是什么时候开始真正应用的呢？

阿谭医生

第一个被研发出来的HPV疫苗是单纯对抗HPV16的疫苗。1998年，一个具有里程碑意义的实验启动了，结果证实该疫苗可以有效预防与HPV16感染相关的病变。后续研究显示，该疫苗的保护时间长达9.5年。遗憾的是，也许是因为针对的病毒太单一了，该疫苗没有获准上市，很快就被人们淡忘了。成王败寇，这就是历史！

大勇

"成者为王"的那个是谁呢？

阿谭医生

2004年11月，葛兰素史克（GSK）的HPV疫苗研发团队发表了其研发的对抗HPV感染的疫苗的相关研究结果。他们在《柳叶刀》（*The Lancet*）发表文章说，他们研发的疫苗对抗HPV16和HPV18的有效率达100%，并号召研究者们进行长期随诊以证实该疫苗能够有效预防宫颈癌的发生。他们说，越来越多的证据显示他们研发的疫苗是高度有效的，而且安全性高、耐受性好。这种2价疫苗就是我们都知道的Cervarix（希瑞适）。有意思的是，它并不是世界上第一种获准上市的HPV疫苗。

大勇

为什么呢?

阿谭医生

半年之后，在2005年5月于温哥华举行的第22届国际乳头瘤大会上，默克公司的团队报告称，他们开发的对抗HPV16、HPV18、HPV6、HPV11的4价疫苗，预防这几种病毒感染的有效性达90%以上。2006年，美国食品与药品监督管理局（FDA）批准了4价疫苗的上市。这便是Gardasil（佳达修），它是第一种获准上市的HPV疫苗。

文静

咦？4价疫苗居然后发先至，为什么呢？

这我就不知道了，大概只有天知地知。我只能提供这样一个信息供参考：葛兰素是英国的，默沙东是美国的！

阿谭医生

大勇

好吧，老师！您赢了，我懂了！科学是无国界的，但科学家是有国界的。

阿谭医生

这里面的确有些硝烟的味道。2007年，欧洲批准GSK公司的2价疫苗希瑞适进入欧洲市场。2009年，美国终于批准希瑞适进入美国市场。

2016年7月，国家药品监督管理局批准了2价疫苗Cervarix（希瑞适）进入中国市场。2017年6月，国家药品监督管理局批准了4价疫苗Gardasil（佳达修）进入中国市场。2018年4月底，国家药品监督管理局批准了9价疫苗Gardasil-9（佳达修-9）进入中国市场。

菲菲

哇喔！我们也可以打上疫苗啦！

阿谭医生

没错！接下来的时间，我们详细聊聊对抗宫颈癌的第一道防线的主力——人乳头瘤病毒疫苗。

下午 一问人乳头瘤病毒疫苗

菲菲

阿谭医生，说到HPV疫苗，现在我们有多少种HPV疫苗可以选呀？

阿谭医生

世界各国正在研发的HPV疫苗有很多种（100+）。然而，目前站在台前的，只有三名成员。它们分别是2价疫苗、4价疫苗和9价疫苗。所谓的"某价"，代表的是疫苗可对抗的病毒的亚型数。

文静

昨天说的希瑞适是2价，佳达修是4价，对吧？

阿谭医生

对！2价疫苗（希瑞适）可以预防HPV16、HPV18型病毒感染。对于宫颈癌的预防来说，这的确是雪中送炭，因为超过70%的宫颈癌都是由这两种类型的HPV引起的！

4价疫苗（佳达修）可以预防HPV6、HPV11、HPV16、HPV18型病毒感染。应该说，4价疫苗相较雪中送炭是锦上添花。尽管HPV6、HPV11不属于宫颈癌高危型HPV，但它们可以引起外阴尖锐湿疣。

菲菲

那9价疫苗呢？

小艾

哎，这个阿谭医生也讲过，你怎么又忘了！

阿谭医生

没关系，重要的事情可以多说两遍。9价疫苗佳达修-9（Gardasil-9）可以对抗HPV6、HPV11、HPV16、HPV18、HPV31、HPV33、HPV45、HPV52、HPV58九种HPV，能预防90%的宫颈癌。至于怎么记，我在之前已经讲过了。

文静

阿谭老师，什么时候接种HPV疫苗最好呢？我现在这个年龄可以接种吗？

阿谭医生

理论上，最好在第一次实质性性接触之前接种HPV疫苗，所以最佳接种年龄是11～12岁。在这个年龄，女孩有了第一次月经，男孩有了第一次遗精，在高水平性激素的促使下，有可能发生性行为。

菲菲

您前面讲的几种疫苗的最佳接种年龄有区别吗？

阿谭医生

有区别。2价疫苗希瑞适刚刚进入中国市场的时候，推荐接种年龄是9～26岁的女孩。2018年5月28日之后，推荐接种年龄改为9～45岁。

菲菲

那4价疫苗的推荐接种年龄是怎样的呢？

目前4价疫苗佳达修的推荐接种年龄是20～45岁。

阿谭医生

菲菲

9价疫苗呢？

目前中国批准的9价疫苗的推荐接种年龄是16～26岁。

阿谭医生

菲菲

哎呀，这推荐接种年龄为什么区别这么大呢？

国外任何药物，包括疫苗，在外国人身上有用不一定在中国人身上也有用。我们必须在中国人身上做临床验证，然后才能确定是否要在中国人身上使用。这是对国人生命和健康负责的表现，值得点赞。

阿谭医生

文静

老师，您并没有回答我的问题啊！

阿谭医生

你要的答案就在我前面这段话里啊！这些疫苗在我国真正被使用之前，要进行临床试验。目前，我们得到的数据就是基于这些年龄段的数据，所以推荐接种年龄就是这样的。

文静

如果超过了这个年龄段，还能接种吗？

菲菲

对呀，对呀，您还没回答我呢。

阿谭医生

请严格按说明书推荐的年龄接种吧。这涉及风险和责任问题，地球人都懂。

菲菲

阿谭医生，我还想问一个问题。HPV疫苗是挺好的，但我自己很是洁身自爱，我男朋友说他也是如此。我们这辈子不会沾染上HPV，所以不打疫苗也没事。我想，要是因为打疫苗感染了HPV怎么办？有这种可能吗？

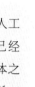

阿谭医生

你的担心是可以理解的。很多疫苗是经过人工处理的弱毒性病原体，也就是说相当于已经"缴械"的病原体。这样的病原体进入人体之后，一来人体的免疫系统可以轻松将其绞杀；二来可以让免疫系统长期关注该病原体。

HPV疫苗的工作原理是利用病毒上的一种特别的蛋白质外壳（称衣壳蛋白），来引发人体免疫力对HPV病毒的格外关注。疫苗本身不是病毒，是蛋白质，自然没有病毒的功能，不会造成病毒感染。

菲菲

抱歉！老师，我没有听懂，您能"翻译"一下吗？

阿谭医生

可以这样打比方，HPV疫苗相当于一只披着狼皮的羊。当它冲入羊群后，会引起羊群的反应，调动羊群抗击敌人，但它本身并不会吃羊。

菲菲

这下我懂了。然而，我还是有点儿担心，HPV疫苗会不会有什么副作用啊？

阿谭医生

你的担心是有道理的。可以说，任何药物都有作用和副作用，两者之间甚至可以相互转换。说到这里，我想到一个很有趣的故事。这个故事，我最初是从《北京晚报》上看来的。

大勇

有故事，太好了！什么蛋白质啊、病毒外壳啊，怪难懂的！

阿谭医生

尼克·特瑞德医生是辉瑞制药公司的一名研究人员。1991年4月的一天，在英国肯特郡海边小镇三维治的研究中心，他宣布了一个让他和同事难以接受的事实，他们为之奋斗了10多年的心血管治疗药物研发项目将要以失败告终，原因是他们研制的药物"西地那非"对人体循环系统的作用非常有限。

之后，在研究中心的会议室里，特瑞德医生向在座的受试者表示感谢，同时要求受试者将剩余的西地那非退回。会场一片沉寂，似乎没有人愿意做出回答。

大勇

这里的确有故事啊！

特瑞德疑惑不解。突然，一位72岁的受试者站起来大声说："我们不在乎你们的研究是否成功，但我们希望继续得到这种药。虽然它对我的心脏不起作用，但它对我这儿起作用。"这位老人说着指向自己的两腿之间。人群中随之爆发出一阵哄笑。

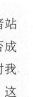

阿谭医生

大勇

哈哈哈……

是啊，对于严肃的科学实验而言，这是很少发生的滑稽场面。特瑞德激动不已，他经过一夜的思考，第二天十分肯定地对他的同事说："我们已经触动了一根敏感的神经，正面临着一项很可能相当了不起的发现。我们知道西地那非的药理作用是使肌肉松弛、扩张血管、加快血液流动。现在，西地那非作用的器官可能不是心脏动脉，而是阴茎海绵体。"

阿谭医生

大勇

这就叫墙里开花墙外香吧？不是，这应该叫"有心栽花花不发，无心插柳柳成荫"才对！

文静

喂！别贫！

阿谭医生

两者意思其实差不多。特瑞德很快将西地那非的"副作用"写成简报上报辉瑞英国公司总裁，希望继续对这种"副作用"进行调查。这一请求立即得到批准。

特瑞德小组经过3年的试验，他们得到的结果让辉瑞的科学家们欣喜若狂。来自世界各地的验证结果表明，西地那非在治疗勃起功能障碍方面的总有效率为78%，而当时其他药物的有效率最高只有20%。之后，他们将这一神奇的药物取名为VIAGRA（万艾可）。

文静

为什么叫这个名字呢?

阿谭医生

这个名字易记、听起来响亮而又意味深长，它来自Vigor（活力）和Niagm（尼亚加拉大瀑布）两个词，意为"精力如澎湃的瀑布"。

大勇

这真是男人的福音，可老师您是不是跑题了啊！HPV疫苗到底有哪些副作用呢?

HPV疫苗导致严重副作用的案例极少。打了
HPV疫苗，常见的症状通常很轻微，如注射部
位出现红疹、肿胀、疼痛等。其他副作用包括
发热、恶心、晕眩、肌肉无力、麻痹等。极端
不良事件的发生率非常低。所以，与其他疫苗
一样，HPV疫苗应该是利大于弊。

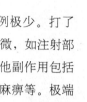
阿谭医生

菲菲

老师，我之前在网上看过一篇文章。该文章
说HPV疫苗已经让300多人死亡，2000多人致
残。这是真的吗？

纯属谣言！这篇文章讲的完全是谣言。它来源
于一篇瑞典学者的文章，这篇文章发表在《印
度医学伦理学》杂志上。这篇文章发表一周之
后，编辑才发现文章有问题并撤掉了这篇文
章。但是负面影响已经造成，是撤不回去的。
实际上，常识会告诉我们，这篇文章所言完全
是谣言。

阿谭医生

小艾

为什么呢？

常识很重要。常识告诉我们，遇到火要躲开，
遇到水要避开。如果HPV疫苗真的导致了这么
严重的后果，生产疫苗的相关机构不得把老本
赔光才怪。你们知道滑石粉致癌的官司吗？一
名长期用爽身粉的妇女患了卵巢癌。之后，由
于病理医生在卵巢癌中发现滑石粉的成分，这
名妇女就将生产滑石粉的公司告了。

阿谭医生

大勇

那为什么有些人要造谣，夸大HPV疫苗的副作
用呢？

自从疫苗诞生之日起，就有反疫苗人士存在。
疫苗是用来对抗传染病的，如黑死病、麻风
病、肝炎等。有的人认为，疾病是上天对人
的惩罚，是人们不敬上天、行为不当所致。
这些人对科学很抵触，因此对疫苗的出现不能
接受。

阿谭医生

其实，我们可以用现代交通的发展来类比疫苗
的发展。飞机、高铁、高速公路等给我们的出
行带来了方便，让我们今天可以在这里聊天，
明天就可以到伦敦去喂鸽子，或者去纽约时
代广场喝咖啡。与此同时，我们也经常看到或
听闻各种交通事故的发生。但是，我们不能因

为担心交通事故，就走着去伦敦或者纽约，是不是？

文静

原来如此！我还有个问题……

唉，今天就别问了。先休息吧，明天再说。

阿谭医生

第十天

人乳头瘤病毒
疫苗一网打尽

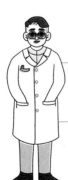

逐一解答公众关心的HPV疫苗的接种
问题。

上午 再问人乳头瘤病毒疫苗

文静

阿谭医生，我想问的是，HPV疫苗要打几针呀？打1针就可以吗？

哪里有这么神奇！和其他疫苗一样，HPV疫苗也有初种和补种的过程。无论是2价、4价还是9价HPV疫苗，都推荐接种3针。

阿谭医生

菲菲

3针？这么麻烦！是在屁股打吗？

一般不打屁股上，而是在上臂接种。对于2价

阿谭医生

疫苗希瑞适，如果今天（0个月）打第一针，那就满1个月时打第二针，满6个月时打第三针。对于4价疫苗佳达修和9价疫苗佳达修，如果今天（0个月）打第一针，那就满2个月时打第二针，满6个月时打第三针。

小艾

有一个问题，如果满6个月时没有打上第三针，这第三针最晚可以推迟到什么时候打呢？

阿谭医生

最好还是按时接种吧。如果因为种种原因没有打上第三针，可以适当推迟，但最好不要超过12个月。有研究资料表明，相较第一针超过12个月再打第三针，加强的效果就非常有限了。

文静

那可不可以只打2针，或者只打1针呢？

菲菲

是啊，是啊！我和闺密一起去打，两个人分享1针可以吗？

阿谭医生

你们的脑洞真的好大！这让我想起一个故事。这个故事是我从泌尿科同行那里听来的，你们想听吗？

大勇

当然！

阿谭医生

还记得我昨天提到的那种男人的神药——万艾可吗？它的效果的确不错，但价格也比较昂贵。据说，一哥们儿第一次吃了一片，结果发现效果不错。第二次他就开始节约，只吃了半片，发现效果依然不错。第三次他只吃了四分之一片，结果发现效果依然不错！神了吧？泌尿科同行开玩笑说，下次需要时，他只要带着万艾可，或者只用鼻子闻一下，也许就可以了！因为男性的勃起障碍，80%源于心理因素。

文静

那HPV疫苗会有这样的情况吗？

阿谭医生

HPV疫苗不可能出现这种情况。至于接种两针是否可以，2012年世界卫生组织的一项报告表明，由于HPV疫苗比较昂贵，为了减少相关花费，在不发达的国家和地区也可以只打2针，因为只注射两针效果也是不错的。所以，可以这么说，HPV疫苗至少要接种2针，最好接种3针！我国上市的相关疫苗采用3剂免疫接种程序。

菲菲

我明白了。老师，刚才我闺密发微信问我接种疫苗后是不是马上就能起效？

阿谭医生

请告诉你闺密，这恐怕不能！HPV疫苗不是麻醉药，也不是止疼药，没有立竿见影的效果。既然推荐6个月内接种3针，那就说明接种完3针才有效果。数据表明，接种第一针疫苗7个月后，才能真正抵抗病毒感染。

大勇

男的能接种HPV疫苗吗？

阿谭医生

当然可以！理论上讲，男性接种HPV疫苗，可以降低HPV的传播风险。

大勇

咱们国家男性可以接种HPV疫苗吗?

阿谭医生

考虑到投入收益比，大部分国家和地区及世界卫生组织的官方文件，尚未推荐男性接种HPV疫苗。但在澳大利亚，男孩可免费接种HPV疫苗。尽管理论上男性接种HPV疫苗有意义，但目前还没有明确证据显示男性接种HPV疫苗对女性宫颈癌的预防具体有多大作用。倒是有证据显示，男性接种HPV疫苗可以预防生殖器疣（一种由HPV引发的性病）。

大勇

这不是重女轻男吗?

阿谭医生

这个层面就应该重女轻男啊！你看，同样是HPV感染，女性可以发生宫颈癌，而男性通常不会引发生殖器癌症。所以，HPV疫苗的接种是有优先等级的。首先是女孩，尤其是9~14岁的女孩，最应该受保护的是她们。其次是男孩，然后是成年女性，最后才是成年男性。

小艾

据我所知，现在接种HPV疫苗的多半都是成年女性，父母让女儿接种的情况并不多啊！

阿谭医生

你说得不错，这不正常，可能和国情及传统观念有关。在中国父母眼中，自家女儿都是乖乖女。有的中学生怀孕了，家长根本不相信，甚至指责医生诊断有误。为什么呢？因为大多数父母都认为自家的乖女儿不会接触男人，也不会感染HPV，因此没有接种HPV疫苗的必要。而且，他们对疫苗的副作用也很担心。这需要我们去宣传，去改变他们的观念。

菲菲

阿谭老师，我弱弱地问一下，已有性生活的女性还可以接种吗？

阿谭医生

在疫苗研发阶段，出于种种原因，一般要求受试者没有性生活史才可接种HPV疫苗。目前认为，即使有过性生活，照样可以接种HPV疫苗。

173

文静

那为什么有人说最好在有性生活之前接种HPV疫苗呢?

阿谭医生

那是一种理想状况。实际上,并非如此。

也就是说,即使有了性行为,也可以接种HPV疫苗。

当然,如果终生不打算有性生活,而且能说到做到,那确实没有必要接种HPV疫苗。

大勇

哇!我刚收到一个消息,路差不多修好了,明天我们就可以离开了。

大勇

可是我还有好多问题。

我们还有一下午呢。

阿谭医生

三问人乳头瘤病毒疫苗

小艾

阿谭老师，听到现在，我知道接种HPV疫苗非常重要。那么，在怀孕和哺乳期间能接种吗？

阿谭医生

不得而知！我们不可能在孕妇和哺乳妇女中进行任何药物实验，所以对于孕妇和哺乳妇女能不能接种HPV疫苗，我们目前没有相关数据做支持。因此，不推荐孕妇和哺乳妇女接种HPV疫苗。

小艾

那么，如果接种HPV疫苗之后怀孕了怎么办？我小姑40岁了，折腾了几年也没有怀上小孩。上个月，她接种了HPV疫苗。前几天，她发现自己怀孕了。

175

小艾

她很纠结。她问我要不要把小孩打掉?

阿谭医生

你告诉她,没有必要太纠结。从临床实际的情况来看,目前没有发现HPV疫苗对胎儿有不利影响。在接种HPV疫苗6个月内或者更短的时间内怀孕,可以严密观察、继续妊娠。然而,如果接种程序还没有完成,如第二针或第三针还没有接种,则不建议继续接种。

文静

接种HPV疫苗之前需要进行HPV检测吗?

阿谭医生

HPV疫苗使用说明书上没有要求接种者在接种之前出示HPV阴性化验报告单。这是因为HPV可以反复感染,所以接种HPV疫苗之前无须检测有无感染HPV。

我认为,已婚或有较长性生活史的女性,若没有接受过宫颈癌筛查,在接种HPV疫苗之前最好进行HPV检测。

菲菲

为什么呢?

因为HPV检测和宫颈液基细胞学检查是宫颈癌的二级防控措施，而疫苗接种是一级防控措施，两者的防御等级不一样。如果TCT和HPV检测发现问题，比如宫颈已有病变，治疗当前的病变是首先要考虑的问题，接种疫苗是以后的事。如果宫颈已经发生癌前病变，甚至大块的肿瘤，这个时候接种疫苗一点儿用处也没有。

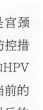

阿谭医生

小艾

阿谭医生，您刚才说的我懂了。一个人曾经感染过HPV，甚至发生了宫颈病变，治好后可以接种HPV疫苗吗？

可以的！2012年韩国的研究显示，HPV感染或由此引发的宫颈病变治愈后，接种HPV疫苗可以降低疾病的复发率。若没有感染过接种疫苗针对的HPV，接种效果更好。这是临床实践的结果。

阿谭医生

小艾

原来如此！这个说法有理论依据吗？

大勇

用事实说话，焦点访谈……

菲菲

喂！说正事儿呢！

阿谭医生

理论依据也是有的。人体自然感染HPV后，抵抗病毒的体系主要在宫颈局部起作用，产生的抗体（对抗病毒的物质）水平很低，不足以对抗病毒的再次进攻。而接种疫苗会引发人体强烈而有效的全身免疫反应，产生的抗体的滴度是自然感染的40倍以上，可以防止病毒的感染。打个比方，你感冒一次好了之后可能再次感冒，但你打了可对抗某种流感病毒的流感疫苗后，就可以一段时间内不怕这种流感病毒了。

菲菲

阿谭老师，接种HPV疫苗后还需要接受宫颈癌筛查吗？

阿谭医生

很遗憾，并不能"一针了之"！无论接种2价疫苗、4价疫苗还是9价疫苗，接种疫苗后仍然需要定期筛查。

菲菲

为什么呀？这多麻烦呀！您不是说接种疫苗后就有抵抗力了吗？

阿谭医生

重要的事情说三遍！接种宫颈癌疫苗属于一级防控（治未病），而筛查属于二级防控（治初病或欲病），对宫颈癌的诊治属于三级防控（治已病）。不能因为第一道防线做好了，就把第二道防线撤了，否则一定会吃大亏！

实际上，第一道防线还不够完美。2价疫苗只能对抗HPV16、HPV18两种类型的病毒。4价疫苗主要也是对抗HPV16、HPV18这两种病毒。9价疫苗可对抗7种高危型HPV。也就是说，还有7～12种高危型HPV这些疫苗拿它们没有办法。

另一方面，世界卫生组织目前只确定了14种高危型HPV。实际上，可能还有第15种、第16种甚至更多种高危型HPV需要我们去确认。

文静

接种了目前的HPV疫苗后，人体内的免疫保护能维持多少年？

真像有人说的那样，5年或10年之后要重新接种吗？

阿谭医生

这一点，目前还不完全清楚。2012年的研究显示，目前的疫苗5年的保护能力是没有问题的。

文静

那10年后呢？这些疫苗能管10年吗？

阿谭医生

应该可以。2017年，来自哥伦比亚和北欧的研究显示，目前的疫苗10年的保护能力也没有问题。有数学家根据这些数据建立了一个数学模型，他们发现接种后20年甚至50年的保护能力也没有问题。因此，可以这么说，接种后保护能力维持10年是一个结论，而50年是一个推论。这些说法正确与否，需要时间检验。

菲菲

不管怎样，有了这道防线，我们再也不用害怕宫颈癌了！

阿谭医生

其实路还很长。HPV疫苗的普遍接种才有可能让我们真正远离宫颈癌。

大勇

革命尚未成功，同志仍需努力！

阿谭医生

这句话非常好。好的，这整整10天时间，我们都在谈论宫颈癌。之后，我把聊天记录整理出来出本书如何？

小艾

那书名就叫《十天，战胜宫颈癌》吧！好不好？

文静

也可以叫《10天，让宫颈癌成为历史》。

菲菲

那还不如叫《10天，让宫颈癌成为传说》。

大勇

我建议叫《10天，让你避开宫颈癌》，就像避开对手的组合拳一样。

好，我会考虑大家的建议。无论如何，我希望所有女性都不会得宫颈癌。

阿谭医生

注 本书第一版上市时国产HPV疫苗尚未上市。本书此次改版上市之际，国产二价HPV疫苗已经获准上市。

附录一：一台手术背后的故事

一

小昭很年轻，娃娃脸，笑眯眯地和妈妈一起进入诊室。

刚进诊室，我的助手就说："这儿不是产科，您是不是走错啦？"

"没错！"小昭妈妈很干脆地说。

等小昭把衣服撩起来，连我都惊呆了——腹部膨隆，整个就像一个即将分娩的孕妇，而且是双胎孕妇！

更让人崩溃的是，检查起来肿物周围一点儿缝隙都没有，丝毫推不动！

小昭说她29岁，两年来一直在减肥，但效果不好，最近一个月，走路越来越沉重，晚上不能平躺，连呼吸都困难。

小昭先看的外科，但CT报告说这个肿瘤直径有30厘米，可能来源于妇科，于是她从网上抢到我的号。

凭直觉，我认为应该是良性的。但无论什么性质，手术风险都不会小——突然从腹腔中搬出这么大个东西，血压会维持不住，搞不好就会呼吸、心跳停止！

　　果然，小昭说她去过好几家医院，都建议她到协和看看。

　　我告诉小昭，我最近要出国开会，近期不能安排手术。我建议她去找其他医生看看，如果需要，我可以帮她推荐医生。

　　这个时候，小昭妈妈才说她和我中学同学的妈妈是亲戚，在网上查了我很多资料，就信任我，还说同学曾经给我发过微信。

　　我翻看微信，发现旅居美国的同学前段时间的确给我发过微信，只是我默认已经阅读回复了。

　　我有些内疚，但隐隐有些犹豫。行医这行当，似乎有一个攻不破的魔咒：越是熟人，越容易出问题，而且都是大问题！

　　既然如此，我很难让她去看其他大夫了，我无法拒绝小昭妈妈那信任的眼神。

　　二

　　我让小昭去查大便常规和潜血。如果大便潜血阳性，就有可能是胃肠道的肿瘤。我还让小昭到麻醉科会诊，做术前评估——后来证明，这一步是最明智的一步。

　　大便潜血回报阴性，很大程度上排除了胃肠道肿瘤的可能。按惯例和规则，我将小昭的病情提交妇科肿瘤专业组讨论，请老教授和同事们共同拿主意。

　　我特意让小昭来到讨论现场，因为我有一个小小的心思。

近年，人们对医学的期望值越来越高，一旦出现问题，有时难以接受。大大小小的医患纠纷越来越多，医生们的胆子越来越小。在某些医院，高风险的手术能不做就不做，这大概是那几家医院不接收小昭的部分原因吧。

所幸协和仍然坚守"有一线希望，就付出百分百努力"的信念！但我感觉，大家的勇气似乎也有些打折扣。

因此我担心，如果不让小昭到现场，只根据影像学片子判断，讨论结果有可能是不做手术。但是如果大家看到一个活生生的年轻人，就可能改变主意。

事实证明我完全多虑了！

小昭进来之前，讨论就达成了共识：手术一定要做，否则病人没有活路！

三

我告诉小昭，床位紧张，需要等一段时间，如果情况加重，只能去急诊。小昭说，她家经济条件还可以，希望住国际医疗部。

这倒是解了我的围，但我并不希望她住国际医疗部：一是肿物的良恶性都不清楚，如果是恶性，在国际医疗部花费很大；二是手术难度可能很大，一旦发生意外，花费更是难以估算。另外，一旦结果不好，或者医疗过程有瑕疵，追究起来，后果更严重——诉求通常是和付出成正比的。

然而，小昭丈夫执意要住国际医疗部。

两天后，麻醉科主任黄宇光教授在走廊遇到我，说："小昭的麻醉风险非常高，但不做手术太可惜，到时候麻醉科会全力配合！"

这让我吃了一颗定心丸。

四

3月29日，清明小长假前的周三，小昭住进了医院。

由于CT报告肿瘤压迫输尿管，所以计划30日上午放置输尿管支架管，防止术中损伤；然后再进行血管造影，阻断肿瘤的供血动脉，减少术中大出血的危险。3月31日，也就是周五，进行手术。

然而周五的手术已经排了不少，小昭的手术可能要在下午晚些时候才能开台。一旦前面的手术不顺，小昭的手术就有被取消的危险。

正在四处协调时，我接到了黄宇光教授打来的电话。他说小长假前做这样大的手术很危险，如果出现意外，搬救兵都困难，建议假期后再做。他说，如果需要，他亲自保障。

我感动得差点落泪，为我自己，也为病人。

于是，小昭暂时先出院了。

五

4月4日，周二，清明小长假的最后一天，小昭再次住进了医院。

4月5日，周三，上午如期放置了输尿管支架管。

按理说我的心可以放下了，但事情出现了一些变化。

前来会诊的外科医生警告我，肿瘤已经把下腔静脉完全压瘪，这种对静脉的长期压迫和对肠管的长期压迫，可能导致粘连和异生血管，搬动肿瘤过程中可能撕破大静脉，导致难以控制的致命性出血！

我当然害怕这种情况，病人死于台上，无论如何是难以交代的。

我的压力陡然增加。

不仅如此，由于小昭在国际医疗部手术，医务处接到病情汇报后，要求我们进行术前谈话公证，目的是让家属知道病情的严重性和我们的严肃性。

程序是必需的，但时间来不及了。律师说要第二天11点半才能来医院，而小昭的手术10点左右就要开始。前一天输尿管支架管放置之后，小昭出现了血尿，而且很痛。下午小昭还要去做创伤更大的血管造影和栓塞，之后可能会发热，所以手术不能后延！

于是我在出门诊的过程中，自己和律师沟通，公事私办，恳求他们第二天8点半做术前谈话公证。

六

4月5日，周三下午，血管造影如期进行，我同时得到了一个好消息和一个坏消息。好消息是肿瘤血供来源于髂内动脉，这基本肯定了老教授和我的判断——巨大子宫肌瘤；坏消息是从造影中无法判断肿瘤与下腔静脉和肠系膜血管有无交通，而且肿瘤和周围器官似乎有粘连。

我再次和小昭的丈夫和妈妈谈话。小昭妈妈对病情的严重性似乎很理解，只是显得非常焦急。小昭丈夫却似乎很淡定，不停安慰岳母，说医生总会有办法的。

这让我有些不安。我给美国同学发微信询问这家人对手术的期望，更直接地说，一旦手术失败甚至病人死于台上，他们能否真的接受。

同学回复说小昭丈夫人很好，之所以"淡定"，是不想让一家人都陷入混乱状态。

七

忙完后回到家，已经晚上7点多，敲门无人应答。开门后我看见闹钟上别了一张小纸条，上面写着："饭在锅里，菜在微波炉里，自己热一下吃。烤箱里有一只虾，别忘吃！我俩出去遛弯儿了，一会儿回。"

我突然心一酸！是啊，我不是扁鹊华佗，只是一个普通医生而已。病人需要活下去，我也需要工作，需要养活家人。

但是现在，医生几乎已经是一个完全不允许失手的行业，我如此冒险，值得吗?

四年前，同样是同学介绍，同样是浴血奋战，同样是出于好心，同样是在国际医疗部，因为规则问题，我得到了一次大大的教训。

病人输不起，我同样输不起!

于是，我在朋友圈发了这样一段话：1.家人：这也是家常便饭!2.病人：开弓没有回头箭!您信任我，我便全力以赴。天佑病人，天佑我!共同搏一把!

关心的朋友很多，有安慰、有理解、有鼓励……

一个知名电视栏目的编导再三希望实时报道，被我婉言谢绝。

我需要心无旁骛!

八

其实，我更需要的是有人帮我分担压力，或者更确切地说，是分担责任!太太不是医生，对我们这行的难言之隐完全不懂!这个时候，我想起了老师——郎景和院士。

我给郎大夫打电话，不通。前几天他去了英国，也许没回来。我只好试着给他发短信，问周四上午他是否在医院，有事求助。他回复："好的，上午在呀。"

随后我给他发了一条比较长的信息，简单叙述了病情和我的担心。郎大夫很快回复："到时候叫我。"

九

忙完这些后，我对正在收拾书包的小同学说："爸爸明天有一台很困难的手术，咱们早上可不可以麻利些，这样爸爸送你到学校后，就能到医院好好吃顿早餐！"

小同学爽快地答应了。

我一直认为自己心理素质不错，尽管考试前会紧张，但一上考场就没有问题。我很长一段时间都是一上床就能睡着，但那个晚上我脑海中却一遍遍预手术，想象可能发生的危险和对策，前半夜居然睡不着了。

我起来从冰箱里拿了一听啤酒，喝完后很快睡着了。睡眠时间不算长，但质量颇高，第二天起来神清气爽。

小同学没有忘记前一天晚上的承诺，穿衣、刷牙、洗脸一气呵成，我们提前到了学校。在校门口，小同学歪着头对我说："爸爸，你好好手术吧！今天我很乖，是吧？"

我摸了摸他的头，骑着前一天刚买的电动自行车，前往医院。

不到两年，我丢了两辆电动自行车。心疼之余，我安慰自己：破财免灾！是啊，对于外科医生，手术意外就是灾难。果真如此，电动车丢得也值啊！

十

4月6日，听起来很吉利的日子，至少比清明让人感觉舒服。

连续几天有霾的北京，居然清朗了不少。

7点半，我到郎大夫办公室，向他详细汇报了病情。郎大夫让我手术开始后通知他。他说上午有讲演，但可以随时接电话，手术优先！

临走，郎大夫告诫："第一，切口不要贪小，否则一旦出血，止血很困难；第二，如果能把瘤子完整分离出来，就基本成功了；第三，任何情况下，都不要慌乱，有我在呢！"

从郎大夫办公室出来之后，我走路都轻快了很多。

8点整，查房。我问病人睡得如何，她说后半夜睡不着，还问我是不是也没有睡好。

我肯定地回答说我睡得很好！因为我要让她相信，我是精神百倍地给她做手术。

精神百倍一点儿不假，因为一种名为儿茶酚胺的物质已经在起作用，它让人更坚定地投入战斗！

十一

8点半，律师到达病房。小昭妈妈对公证的烦琐程序有些不高兴，认为这些程序"污辱"了她对我们的绝对信任。

万事俱备，只等开台！

十二

9点半，第一台手术结束。患者是一名4个月大的女婴，生殖道恶性肿瘤。这就是医生眼中的"人生"：有不幸的，还有更不幸的！

10点整，小昭被接进手术室，黄宇光主任和病人打了招呼后，回头重重地拍了拍我的肩。

他亲自给小昭输液，开局很顺利。

然而小昭很快说头晕，她问是不是低血糖。其实，应该是仰卧位低血压综合征。病人的腹部像小山一样隆起，比足月妊娠更壮观。这样大的包块压迫到下腔静脉，血液不能回流，血压自然就低了。

所幸小昭很快被麻倒。

由于担心手术中大出血危及生命，麻醉后需要进行深静脉穿刺，以便于快速补液，还要进行动脉穿刺监测动脉压力。

静脉穿刺比较顺利，但动脉穿刺遇到了困难。小昭的血管都瘪了，黄主任亲自上手，也遭遇了麻烦。

"不要再等，消毒开台！"黄主任手一挥。

十三

10点35分，再次核对病人和病情之后，宣布手术开始，巡回护士通知了郎大夫。

一刀下去之后，我此前所有的紧张和不安都消失了！关于可能出现的医疗纠纷的担心，也不知道去了哪儿。我的全部精神，刹那间集中了！

这个情景我并不陌生，作为曾经的"学霸"，每次考试一打开试卷，我就不会再紧张了。

瘤子的确太大了，血管非常丰富，和周围真有粘连！我们细心地一处处将粘连分解后，瘤子被完整地从腹腔中搬了出来！

我们将手术进行的情况简要汇报给郎大夫，告诉他可以继续讲演。

我和助手一层层剥离瘤子表面的包膜，一根根结扎血管，居然一滴血都没有出。瘤子被完整剥了下来，子宫留下了！

黄主任和我一起端着那个比两个足球还大的瘤子到家属等候区，小昭妈妈双手合十，当场就哭了……

十四

病人离开手术室后，我和主管大夫抱着瘤子拍了一张"庆功照"，笑容灿烂，表情纹都出来了。

然而，进入医生休息室，我一下瘫坐在沙发上。

是啊，我并不是一名优秀的医生，因为我不够单纯，想得太多！

但我似乎又是一名合格的医生，因为我敬畏生命，尽心尽力！

既然答应给小昭做手术，只能想办法、创条件，精心准备，寻求帮助……

就像一支已经满弓的箭！

我拿起一张废弃的麻醉记录单，写下了这样几句话，作为对这段协和医事的记忆：开弓没有回头箭，千方百计总向前；幸有良师左右扶，一箭中的终延年！

附录二：一个医生吞下尖硬枣核之后……

一

上周六下午，在郑州参加中原妇科肿瘤国际论坛后，我准备坐6点多的高铁到南京，参加次日举行的妇科常见病基层巡讲，晚饭只能在高铁上解决了。

临别的时候，主办方备了一份礼品，是当地特产——干枣。我拎着礼物一路小跑，登上了18点08分的高铁。

落座后忽然感觉有点儿饿，但乘务员说晚餐要8点钟左右才能送来。于是我打开礼品包装，取出两枚大枣，塞进嘴里。

我一直都是"嘴大吃四方"的主儿，吃东西特别狼乎，不想浪费空间和时间。"出嫁"以后，该行为多次受到"乙方"严厉批评，最初"甲方"还虚心接受，但屡教不改，后来连虚心都免了，常常振振有词拉出"战争引线"：我都活了四十多年了，还用你来教我吃饭？！

二

不巧的是，没嚼上几口，就来了一个不能不接的电话。

嘴里含着东西和人说话总是不好。于是我加快速度，三下五除二把枣给咽了下去，真正是"囫囵吞枣"！

我觉得嗓子眼儿被硌了一下，那种感觉虽然很快就过去了，但我担心是不是把枣核吞下去了！

我吐出枣核，发现只剩下一枚，另一枚不翼而飞，我当然知道它的去处。

三

我对枣核进行了一番检查，愕然发现：与鲜枣核不一样，干枣枣核很硬，非常尖锐，像刀尖一样，扎穿纸张毫不费力，扎到皮肤很疼，如果稍微用力，将皮肤戳个洞没有问题。

我突然有些担心，如此尖锐的长条形枣核，从胃里进入肠道后，一不小心，或者遇到寸劲儿，肠子有可能被扎穿孔！这岂不与含金自尽、吞钉自绝异曲同工?！

我心动如闪电，犹豫是不是该立即下车，返回会议主办方的医院去做个胃镜，把枣核取出来；否则再过一段时间，进入肠道后就取不出来了。

然而列车已经开动，我无法下车了。

Ⅲ

我开始百度——"吃了个枣核怎么办？"

看到搜索结果，我稍感安慰。网上说误吞了枣核之后多半没有问题，会很快排出来。

但我还是不太放心。因为，只是说多数情况下没事，并建议注意4小时内的腹部症状和体征，一旦出现腹痛，就要去医院。

从郑州到南京的高铁，差不多要4小时。看来，如果真有问题，也要坚持到南京，因为路上的任何一个城市，医疗条件都不会有南京好。

五

再次复习检索到的文章。

其中一篇文章说，枣核进入胃里后，在强大的胃酸和消化酶的作用下，瞬间就会化成水。我觉得这不太靠谱，我不相信这么玄乎——果真如此，胃酸岂不是比浓硫酸还厉害。

另一篇文章说，尽管枣核两头很硬很尖，但成分毕竟是植物纤维素，在胃酸作用下会很快变软，不太可能扎穿肠子。这我倒比较相信，也愿意相信。而且多年的临床经验告诉我，肠子不是傻子，里面有黏液，除非枣核通过时受到阻碍，一般都没有问题。

还有一篇文章说应该吃些含纤维素高的食物或水果，比如芹菜、香蕉等，一是促进肠道蠕动；二是包裹枣核，让它不至于损伤肠道。还有文章建议喝蜂蜜、甘油或者石蜡油，以利于枣核排出。蜂蜜水高铁上没有，甘油、石蜡油我们病房倒是都有，但远在千里之外。

听天由命吧，哪里会这么巧！

六

乘务员发了零食和瓶装水。零食是面包、饼干和干果之类，以前我通常都不吃，而是把零食拿下火车，作为"出差礼物"骗骗家里的小同学。

这次情况特殊，我将面包和饼干一口气吃完，留下干果没吃，因为"歪果仁"枣核已经让我不安，我不能火上浇油。我把瓶装水一口气喝完，又用一次性纸杯去接了一杯水。

7点30分，乘务员送来了晚餐。我一反常态，尽挑素菜吃，把肉食留下。因为，彼时彼刻，我需要粗糙食物，特别是纤维素来包裹那尖锐的枣核。

七

晚餐后，我再次评估了一下令我胆寒的干枣核，实在是太硬了。我当然希望胃液和消化液会软化它，使其硬度和尖锐度迅速下降，但对这种说法还是有些不信。于是，我进行了两项平行实验。

实验之一是将一枚枣核放到装了温水的一次性纸杯中，试图用普通的水来软化它。

实验之二是将一枚枣核含在嘴里，用我温暖的唾液来软化它、驯服它。尽管唾液和胃液的成分不一样，但终归是体液嘛！

八

实验开始后，我打开电脑，预习明天要讲课的幻灯，但有些心神不宁，于是拿出了这几天正在复习的小说《笑傲江湖》。我曾经笑话令狐冲，天天除了受伤，还是受伤，整天被一帮人治来治去，哪有大侠的样子。结果，没想到我会被一枚小小的枣核所伤，而且，伤势并不清楚，可能完全没事儿，也可能伤得很重！

坦白地说，吞了枣核之后，我已经不是一个资深医生，而是一个普通病人了。更糟糕的是，这个病人还具有较多医学知识，比一般病人考虑得要细、要多。

我甚至开始体会，胃是不是在蠕动以将枣核搅拌成食糜？又或者那个尖锐的东西是不是已经一次次地在扎胃壁，甚至都扎出血了？

胃所在的位置在剑突下的左上腹部，这里不痛，倒是心前区有点儿痛，难道是枣核刺伤了胃后壁，或者贲门部，反射性引起心前区疼痛？好在没有加重，也没有撕裂样的疼痛。

九

20点07分，高铁到达徐州东站。我推测，枣核应该已经进入肠道，最危险的时刻，差不多到了！

食物通过幽门离开胃后进入的第一站是管腔比较细的十二指肠，周围有一堆重要的解剖结构——胰腺、胆管、下腔静脉——如果这些地方被扎破了，即使开了刀，估计也是九死一生。而且，人在旅途，找谁开刀去？

十二指肠离后背很近，要是被扎破了，胆汁或胰液流出后，后背和后腰会剧烈疼痛。所幸没有！

十

9点多，我给小同学的妈妈打电话，汇报了我的即时去向后，故作轻松地告诉她，我误吞了一枚枣核，网上说问题不大，过两天会自己拉出来。

我之所以故作轻松，是怕她担心。我有些内疚，家里留守的是一个接近更年期的妇女和一个接近叛逆期的少年，为作业的事经常战火连连。从电话中我能听出来，似乎战火刚过，余温未消。

我之所以要告诉她，是担心如果今天晚上或者明天，我真的在外地某家医院做了手术，医生给她打电话的时候，她不要认为是骗子而不予理睬！

给亲人打完电话，我在犹豫是不是该给情人、情敌、仇人也打个电话，请求他们，所有江湖恩怨，何不一笑泯之？在脑海中搜寻了一圈，找不到合适人选，还是作罢。

放下《笑傲江湖》，继续看幻灯。如果真的出现肠道破裂，即使开腹探查，一时半会儿也找不到伤在哪里。枣核不是金属，连X光都照不出来。可能还要切除一段肠子，然后是各种粘连，各种不舒服……而且，说好的八块腹肌，注定毁了。

十一

尽管有诸多想法，但我总体还是乐观的。我相信幸运之神会降临到我头上，我颜值虽不高，但人品还不错。

列车过了定远后，我前面做的两项实验也出结果了：含在嘴里2小时的枣核一点儿都没有软化，放在杯子中的枣核同样没有软化！

心中有不祥的预感！

十二

21点52分，火车到达南京南站。接站的是南京妇幼保健院的一位美女大夫。我以玩笑的口气告诉她，我不小心吞下了枣核，要是晚上有事儿，请她帮忙到鼓楼医院找个靠谱的外科大夫，千万别关机啊！

她开玩笑地回答说没有问题。其实我玩笑中是有认真成分的。妇幼保健院毕竟以妇产科为主，外科还是应该找综合医院。我是男的，妇幼保健院的大夫对男人内部结构不太熟悉，"装修整改"比较费劲。

十三

22点30分，到达酒店，拿到房卡后我直奔房间。电梯里遇到一对男女，男的比我成熟，领导模样；女的身材不错，颜值也高，年龄应该比我小一半。

美女的房间居然在我隔壁。我进入房间关门之际，听到领导说想进入美女房间，大概是说要谈谈公事、看看文件之类。

我暗笑一声：老兄，你这也太老套了吧。我想提醒老兄，待会儿看文件一定记得开灯，而且，"朗读声"不能太大……

美女婉言谢绝，说明天再说。由于吞了枣核，我将八卦的心也收了起来。

十四

进入房间一看，天助我也！主办方准备了水果，其中有香蕉和梨，我分分钟吃完。因为我需要纤维素，纤维素，纤维素！重要的事情说三遍。

扫荡完毕，洗漱妥当，已经是晚上11点半。此时此刻，枣核应该已经进入大肠结肠，结肠"皮糙肉厚"，多半安全了。

但我还是决定赶紧睡觉，否则一旦腹痛，就要起来去医院，这觉就睡不成了。日有所思，夜有所梦，一点儿不假，因为我梦见枣核已经排出来了。醒来一看，6点半，该起床了。

十五

欣慰的是，可爱的便意，一如既往地仿佛掐着点来了。

我哼着小曲迈进洗手间。然而，我犯了一个"极大的"错误。

十六

马桶里是一泓清水。垫好纸后，我开始了"日常体内固体垃圾清除工作"。我没有往坑里面垫纸，因为我想马上就要洗澡了，即使关键部位被污染，问题也不大。

在身体各部门的配合下，"工作"一如既往地顺畅。然而，要在一堆"色香味俱美的固体物质"中，寻找出那枚枣核，谈何容易？

首先，枣核的颜色与周围环境对比不明显；其次，它不会自动露头，极有可能藏在中间，我又没有透视眼；再次，大部分物质已经进入马桶底部那一泓清水中，如果寻找，需要捞出来；最后，尽管是自家"亲生孩子"，味道也忒重了。

十七

我瞬间犹豫了，不想再寻找了，爱咋地咋地。但是，那个尖锐的枣核图像，一次次映入我的脑海，让我实在有些担心。

思想斗争后，我觉得与其继续猜测，不如豁出去把枣核找出来。可是，工具呢？

我拿起昨晚用过的一次性牙刷，把固体垃圾一点点压碎，甚至从水中捞出来，试图从中找出质地坚硬的物质。

遗憾的是，没有任何异常发现！

是不是已经散开在那一泓清水之中了？既然已经决定并开始找了，却找不到，心里更不踏实。开弓没有回头箭。

作为医生，曾经在手术台上找过针，找过小螺丝，甚至找过2毫米长的针尖，都必须找到了才算数，才能下手术台！这总比找针尖容易吧？！

十八

这个时候，一种精神让我充满了力量。我来自农村，小时候搓肥球、栽玉米、放农家肥（牛粪）不都是徒手上吗？

于是我豁出去了！徒手操作……掰开、揉碎。我想，再小的硬物，也逃不出我的手心！

悲催的是，仍然一无所获！

也许是真的化成了水，彻底被消化，尸骨无存?!

或者，不是找不到，而是时辰未到? 枣核还在路上? 因为我连块枣皮都没有见着。

十九

我只好暂时放弃，反复洗手，猛烈洗手，强烈洗手……然后，开始淋浴。

这次洗手和淋浴，比我以往任何一次洗手和淋浴都来得猛烈，来得认真，来得仔细。洗了整整半小时，至少是平时洗澡时间的5倍以上，真是对不起沙漠里的骆驼!

二十

洗浴完毕之后，我忽然感到一阵高兴。因为，那可爱的便意，再次若隐若现，然后逐渐清晰。

它来得如此及时，让我有时间再次寻找枣核! 否则，一个小时以后，我就要开始上课，一直要上到12点半，然后匆匆去坐高铁返京，我就没有时间，也没有机会从容找寻枣核了。

二十一

这次，我改变了策略。我不再光顾抽水马桶，而是在洗手间的地上铺好了纸，保护好周围环境后，采用最原始的、最自然的姿势开展"工作"。

事实证明，我的决策是英明的。因为，在这种状态下，寻找硬物要容易得多。

我发现了一些枣皮，我想，是时候了！果然，我感触到了小小的、硬硬的东西！

二十二

我找到了！找到了！找到了……

我几乎欢呼起来，一看没人共鸣，就算了。

这枚枣核"太美"了，光彩夺目，冲掉了我所有的晦气和担心。

我反复冲洗枣核，再用香波轮番清洗，然后再次反复猛烈、猛烈地洗手……

我检视"战利品"，结果发现，枣核依然非常坚硬！更恐怖的是，枣核的尖端依然非常尖锐！

于是，我开展了第三项实验。

二十三

面临如此大的压力，我又吃了一颗枣，目的是得到一颗新的枣核，并将它与已经在我消化道旅行了一圈的枣核进行客观、科学对比。

结果发现，两枚枣核在硬度和两端的尖锐度方面几乎一样，多少有点儿差别，但估计没有统计学差异。

我将枣核放入装房卡的袋子，作为永久纪念，然后迈开大步上课去了，连免费早餐都不放在眼里！

基于亲身经历和3项实验，以下进行简要讨论和提醒。

网上关于吞枣核的文章总体是对的。绝大部分情况下，吞下枣核后没有问题。人体有强大的自我保护能力，除非是肠管本身有粘连或狭窄，多半都能自行通过并排出。但是任何事情，都会有例外，总有倒霉的主儿。我很幸运，感谢枣核不扎之恩，感谢我健康的胃肠道。

网上那篇说胃酸和消化酶会让枣核瞬间化为水的说法，完全错误，尽管它让我们很自信、很放心！

网上那篇说胃酸和消化酶会让枣核软化和变得不太尖锐的说法，有待证实。可能我的胃酸不够强烈，属于个案，需要"开展大规模随机对照临床研究来证实"。

网上说事发之后多吃含纤维素的食品，以期望对尖锐的枣核进行包裹，我认为是有道理的，至少它能促使异物尽快排出。

提醒有小孩的父母，或者您本人，当您需要在排泄物当中寻找硬物的时候，不要使用抽水马桶。在地上垫纸或塑料袋，用原始体位"工作"，然后找寻，是最妥当、最有成果的。

您可以说我修行不够，没有看透生死。是的，我很俗，每天要送小孩上学，每月还要还房贷，命还是个好东西啊！您可能会骂我傻或者矫情。如果有一天，您碰到同样的情况，您也许会有同样的感受。只是，我把它写了出来而已，尽管部分内容让人感觉不适。世界很大，事情很多！

　　作为医生，还有特别的感受。当我们和病人谈话的时候，我们说的是最常见的情况，而病人担心的是最坏的情况。医生是医生角色的时候，开肠破肚都不会眨一下眼睛。但是，作为病人的时候，医生也一样担心或者有更多担心。所以，我会尽量理解病人的痛，神圣使用手中的刀！

　　我告诫自己，以后要慢慢吃东西。

　　我为自己的认真精神点个赞。如果把这种精神用于科学研究，不出成果，想不发表SCI文章，估计都难。

　　最后，这段时间我们还能愉快地握手吗？

附录三：飞机上，有人捂住了女子的嘴

一

周六早上5点起床，到辽宁的一个小城市讲课。考虑到机场小、航线短，航班通常不会被优先保障，我本来很想临时推掉，又怕伤了老朋友的心——毕竟她十年前来进修时，我们曾在同一个战壕里战斗过。讲完课，我赶上了当天飞回北京的CA1286航班。

由于值机晚，我又照例想靠前点坐，就选了第三排座的中间位置。我的身材特点对于乘坐飞机颇有优势，什么座位对于我都能够"量化宽松"。

前一排左手边靠过道是一个抱孩子的年轻妈妈，孩子大概半岁多，直冲人咯咯笑，很是招人喜欢。

小家伙一路都没有哭。尽管我有轻微的飞行恐惧症，居然也眯瞪了一小觉，醒来就听广播说飞机即将着陆，请乘务员回到座位坐好。

二

就在这时，我前排的年轻妈妈大声呼叫乘务员。我当时想，在即将着陆的关键时刻，乘务员不能离开座位来提供帮助。

但还是有一个可能是安全保卫的小伙子站起来问了情况，年轻妈妈说她很难受，头晕，想吐。她右手边中间座位的红衣服中年妇女给她准备了清洁袋，并帮她护着怀里的孩子。

我探头看了一下，孩子睡得很香。窗口边的中年男人安慰年轻妈妈，说已经看到候机楼了，再忍一小会儿。

三

我最初也以为是普通晕机，就没太在意。晕车、晕船、晕机这种事儿，忍得住就忍，忍不住就吐，只要不吐到别人身上就行。

然而，我很快发现情况并不简单。因为中年妇女一直在轻拍、安慰年轻妈妈，但年轻妈妈的喘息却越来越重，我从侧面能看到她因难受而苍白的脸，鬓角淌着汗珠！

果然，年轻妈妈求救说她感到憋气，手也要抽筋了，快抱不住孩子了。旁边的中年妇女赶紧把小孩从她怀里抱了过去！

听到说手要抽筋了，我的脑袋嗡的一声：几个月前在我们病房发生的那个惊险场面，一下浮现在我眼前。

四

那是一个子宫肌瘤剔除术后的病人，很年轻，手术也顺利，但病人比较紧张。第二天早上我查房的时候，她说有点胸闷，手脚发紧，好像要抽筋了。我们安慰她不要紧，让她吸上了氧。没想到她症状越来越重，手都抽成爪子一样，一点都伸不开。她说她全身发紧，感觉快死了！

从手抽搐的情况，我判断是缺钙，于是让护士给她静脉推注了两支葡萄糖酸钙。患者的症状稍微缓解，我正自鸣得意，然而好景不长，患者症状很快反复，而且越来越重！

我们给患者抽了血气，检查电解质水平和酸碱平衡状态，同时紧急呼叫，求助内科总值班。

内科总值班赶到床边查看病人后，让护士去找来一个稍微大点儿的食品袋，然后将袋子扣在了病人的脸上……

病人的症状很快奇迹般地缓解了！在我的要求下，内科总值班给我们分析和讲解了其中的原因。

飞机上这个年轻妈妈的情况，几乎是几个月前我那个病人的情况的翻版！因此，我有了初步诊断。我解开安全带，站了起来。

五

当时飞机已经着陆，但还在快速滑行。几个乘务人员已经围在了年轻妈妈旁边。我请乘务员找一个塑料袋，她们似乎理解了我的意图，却一时找不到。情急生智，我让乘务员撕开一个清洁纸袋，我撑开后，准备把它扣到年轻妈妈的脸上！

我有我的道理，但年轻妈妈却剧烈反抗，她痛苦地喊："你快拿开，我都憋死了！我不要！"

周围的人也用怀疑甚至是惊恐的眼神看着我。我赶紧大声说："我是医生！回头再给大家解释！"

这个时候，我喊出这一声的目的，一是希望大家信任我，也是希望飞机里能有其他医生——比我更专业的医生，尤其是内科医生——过来帮忙。

遗憾的是，当时没有！

六

我自报了医生身份后，大家多少收回了怀疑的目光，但是年轻妈妈仍然摇头，不愿意让我用纸袋罩上她的口鼻。我只好拿着纸袋，离开她的口和鼻有一小段距离，同时轻轻拍她的肩，让她放松，叫她不要做深呼吸，如果能憋一会儿就更好了。我用毋庸置疑的口气告诉她："放心，你憋不死的！"

然而最初的效果并不尽如人意，我心里也有些犯嘀咕。万一不是我考虑的那种情况，而是心脏病怎么办？我摸了摸她的脉搏，觉得还行，我相信我的判断没有错！

为了减少年轻妈妈的恐惧，我把纸袋离她的嘴稍微远一点，让她没有口鼻被捂住的感觉。尽管袋子是远了点，但她呼出的气体仍然会被纸袋挡回来，然后被她重新吸入到肺里。这在理论上是正确的，在实际上是需要的！

七

有一个人问我是哪个医院的医生，我脱口而出我是协和医院的！我之所以没有遮遮掩掩，主要是想利用"东家"的名气来让病人更加放松，让大家放心，仅此而已。实际上我也有些后悔，要是抢救不成功，或者抢救方法不对，岂不丢了"东家"的脸？

还好，世界就是如此奇妙，没过几分钟，年轻妈妈就说感觉好些了，她抽搐成一团的手也放松了不少。我知道，最危险的时刻已经过去！

情况稍微缓解后，周围人问我为什么要用纸袋子罩着她的口鼻，她岂不是会更加缺氧、更加难受？

于是，我把几个月前内科总值班给我们讲的内容，大致地讲了出来，一是我好为人师，二是他们或许用得着。

八

我说，这是一种特殊的危险情况，叫作"过度换气综合征"。

带着孩子的年轻妈妈可能是太紧张了，飞机下降时自己感觉有些不舒服，又担心自己身体出状况孩子没人管，于是越发紧张，大口呼吸，呼出了大量二氧化碳，导致体内二氧化碳浓度下降，出现了一种危险的病理情况——呼吸性碱中毒。

人体内环境是需要维持酸碱平衡的，二氧化碳在体内与水结合形成碳酸，如果缺氧，二氧化碳过多，就会形成酸中毒，比如有呼吸道疾病或者终末期的病人。相反，如果体内的二氧化碳过少，碳酸就不足，就会形成碱中毒。

呼吸性碱中毒时，血液中钙离子与白蛋白的结合增多，使游离的钙离子浓度下降，会使病人出现神经、肌肉应激性增高，病人会感到口周和四肢发麻、肌肉痉挛、耳鸣等，可发生手足搐搦症，甚至全身惊厥发作，如果处理不及时，会很快危及生命。

年轻妈妈由于紧张而大口呼吸，把体内的二氧化碳排了出去。她现在缺的不是氧，而是缺二氧化碳！所以，我要用袋子罩住她的嘴，让她把自己呼出去的二氧化碳再吸入到肺内，提高血液中的二氧化碳浓度，纠正了碱中毒后，她的手足抽搐自然就缓解了。

这就是我想捂住这个年轻妈妈口鼻的原因！原理是不是有点儿复杂？可我当时真是一口气说出来的。因为，这都是上次来会诊的内科医生讲给我们的。我当时颇为惭愧，惭愧自己成为"专家"后，把这些基本的东西给忘掉了！

还好，这次派上了用场，正是墙内开花墙外香！

乘客走得差不多后，年轻妈妈也基本缓过劲儿来了。周围的几个人一直陪着她，有的帮着抱小孩，有的帮着拿行李。原来，和我一样，他们与年轻妈妈也是素不相识。

但是，没有关系，同舟共渡，即是缘分，不是吗？

九

下飞机前，乘务长送了我一个小礼物，她说感谢我在飞机上给乘客提供的帮助，还有传授的医学知识。她说虽然在客舱应急复训中也培训过关于过度通气的问题，但不知道其中的医学道理。而且，有医生在场，说话比他们乘务员的话要管用得多。

是的，我一直认为，虽然现在提倡循证医学，但医学在某种程度上还是经验科学。有些事情，有些病，只有你见过、听过，脑袋里才有这根弦，才会想到，才会处理，才敢处理！

这是我分享这个故事的主要原因。

从个人而言，分享这个故事还有两个原因。第一，从当医学生开始，说来也巧，我已经四次参与"抢救"乘客。平心而论，前三次的贡献都不大，只是有救人的心而已。而这次在飞机上，却是实实在在利用专业知识，挽救了有"濒死感"的乘客的生命。第二，我是想告诉"白富美"同学们，以后外出旅游，比如巴黎呀、伦敦呀、巴塞罗那呀，捎上我呗。安全保障，我有一套，哈！

原版后记

这本《10天，让你避开宫颈癌》是此前出版的医学科普《子宫情事》的后续。

在北京市科学技术委员会优秀科普专项资金的资助和督促下，2016年我完成了章回体女性健康科普《子宫情事》（上／下）的撰写和出版，出版后入选了科技部全国优秀科普作品和健康中国十大科普图书。

遵照项目任务书的承诺，我围绕《子宫情事》在全国各地开展女性健康科普讲座。后来，我得到中华预防医学会、全国妇联心系办公室和中国癌症基金会"中国宫颈癌防治项目"的支持，赴各地开展子宫颈癌的科普讲座，题目均是《子宫情事》之"三道防线，阻击子宫颈癌"。

2018年，我作为主讲嘉宾在中央电视台科教频道《健康之路》做了三期科普节目《子宫故事》，以故事的形式串讲常见的女性健康问题。这三期节目作为当年中央电视台的妇女节特别节目进行了播出，播出后反响很好，在当年的国庆节进行了重播。最后一期节目讲的是子宫颈癌，结尾是一个康复的宫颈癌患者的嘹亮歌声。

粗算起来，关于"三道防线，阻击子宫颈癌"这一题目，我在不同场合讲了不下百场。甚至我的夫人都问，你到处去讲同样一个题目，厌烦不厌烦？我回答说一点儿都不厌烦。因为，讲者虽然是同一个人，题目虽然是同一个题目，但听众却是不同的。同样的知识点，多一个人了解，就可能多一群人受益。有些健康知识，有些疾病征兆，只有你见过或听过，才会有这根弦，才会主动关注，也才有可能防患于未然。

不谦虚地说，无论是《健康之路》里的《子宫故事》，还是科普讲座"三道防线，阻击子宫颈癌"，传播效果和现场效果都非常好。尤其是现场讲座，基于内容的实用性和讲演的巧妙性，每次都能达到手机和微信时代罕见的效果——除了拍摄幻灯片外，全场听众没有机会也舍不得去翻看手机。该静的时候鸦雀无声，该笑的时候笑声如雷。一个朋友如此评价：讲演全程无"尿点"！我不太懂这个梗，她解释说，就是讲演很精彩，不会有人以上厕所为由离开。

受此鼓舞，我决定把关于子宫颈癌防治的讲演内容整理出版。在狗年年末一次谈话中，我向中国妇女出版社的领导保证，我会在两周之内把讲演整理成文字，希望在来年妇女节出版。这是我惯用的伎俩——给自己挖个坑儿，给别人设个限。而且我想，讲了这么多遍，写起来不会有困难。

然而真正坐下来写的时候，我却发现并不容易。是的，现场讲演由于是面对面的，有抑扬顿挫的声调，有手舞足蹈的肢体，有引人入胜的段子，的确可以把听众的注意力牢牢吸引住，但是变成文字时，似乎未必有这样的效果。

还有，鉴于医学知识的特殊性，无论使用怎样浅显的语言，也还是比明星的绯闻八卦无趣得多，对目前身体健康的女性，尤其是年轻女孩子，吸引力很成问题。我曾经讲过，有一次我忍着刚下手术的疲惫到某个单位去讲女性健康科普，听了的人都说效果特别好。但是讲完课路过一个办公室，该单位领导随口问一个年轻女孩子为什么不去听课的时候，女孩子傲气地回答：我身体健康得很，没有病，才不用听呢！

我哑然失笑，想说等你得了病之后，就会后悔没有早些习得这些健康知识了——这句话，不止一个患者对我说过。当然，我不可能这样直截了当去批评她，那是诅咒。但是，怎样才能让我苦口婆心讲述的知识传达给更多的人呢？

有人说，用漫画的形式很好。是的，是很好，内容会活泼很多，但我自己不会画画，而且我发现，讲到比较深的问题的时候，漫画同样困难。

有人说，现代人喜欢看古装剧，穿越是一种很好的形式。但是，关于宫颈癌的科普，穿越回古代，从古人口中说出现代的词——有点搞笑。

直到有一天，我从微信群的聊天中得到了启发。在全世界人都低头看手机，在全国人民刷微博、微信的时代，微信群聊天的方式，可能更为活泼。是的，都知道单口相声最难，对演员要求最高，一不小心观众就都去上厕所了。而对口相声和群口相声的难度就要小很多，也要活泼很多。

我用了十天的晚间时间，一口气把初稿写完了，一共20篇。然后我把引子——也就是为什么有几个人会乖乖听我聊子宫颈癌防治知识的原因交代清楚了，是不是既合情，也合理？

参与聊天的几个人或者群口相声中的各个角色，需要很好的设定。于是我振臂一呼，招募了北京协和医学院的四个学生，他们是钞晓培、高粹、钱龙、林敏。作为志愿者，他们对文稿进行了初审，并且把自己的角色和现代语言融入书中。坦白地说，对这些比我小二十岁的年轻人的阅读心理和说话习惯，我的确没有机会去探究。

书中有很多插图，还有很多段子，未必都是水分。在讲课的时候，图片和段子会抓住听众的注意力；在书中，它们也会吸引人继续读下去。

我姓谭，本来准备投机取巧，将本书取名为《子宫颈癌十日"谭"》，但觉得太学究，未必有多少人读过《十日谈》，于是听了几个志愿者学生的建议，取了这个正能量满满的名字——《10天，让你避开宫颈癌》。

随后，我将书稿呈给我的导师——中国工程院院士郎景和教授审阅，得到了很多宝贵建议，还获赠一幅墨宝。好东西不敢独享，收录书中，与你分享。

有专家说2030年全球范围内要消灭子宫颈癌，我们就拭目以待吧！我也希望在未来十几年中，每个女性都能避开宫颈癌。从个人而言，我希望这段专讲宫颈健康的"子宫情事"能流传得更广。显然，短短十天，不可能让宫颈癌成为传说。但是，希望十几年之后，2030年之后，宫颈癌真的成为传说。

再次感谢在《子宫情事》科普巡讲活动及本书成书过程中给予支持的家人和给予帮助的朋友。

谭先杰

2019年1月